Cognitive Behavioral
Therapy for Depression

Essential Strategies to Manage
Negative Thoughts and Start Living Your Life

抑郁症自救手册

[美] 莫妮克·汤普森（Monique Thompson） 著

林思语 译

中信出版集团 | 北京

图书在版编目（CIP）数据

抑郁症自救手册 /（美）莫妮克·汤普森著；林思语译 . -- 北京：中信出版社，2022.4（2025.5重印）
书名原文：Cognitive Behavioral Therapy for Depression
ISBN 978-7-5217-4091-2

I.①抑…　II.①莫…②林…　III.①抑郁症－治疗－手册　IV.①R749.405-62

中国版本图书馆 CIP 数据核字（2022）第 041156 号

抑郁症自救手册
著者：　　　〔美〕莫妮克·汤普森
译者：　　　林思语
出版发行：中信出版集团股份有限公司
　　　　　（北京市朝阳区东三环北路27号嘉铭中心　邮编　100020）
承印者：　　北京通州皇家印刷厂

开本：880mm×1230mm　1/32　　　印张：6.5　　　字数：108 千字
版次：2022 年 4 月第 1 版　　　　印次：2025 年 5 月第 4 次印刷
京权图字：01-2022-1380　　　　　书号：ISBN 978-7-5217-4091-2
　　　　　　　　　　定价：52.00 元

谨以此书献给我最可贵的支持者西蒙娜和卡佳，你们的鼓励让这本书得以在新冠肺炎疫情危机下诞生。献给奥利弗，感谢你给予我无边的爱、支持与灵感。

目　录

第四部分
改变行为

第五部分
继续前行

引　言

如果你翻开了这本书，你很可能在生活中遇到了一些困难。也许你觉得早上很难起床，或者很难集中精力工作，又或者很难找到做事的动力；也许你发现尽管感到孤独，自己还是远离了家人和朋友；也许你试图通过食物、酒或药物，来让自己不那么痛苦；也许你已经很久没有感受到快乐了。你正在寻求一个答案、一种解脱、一件工具——一个能帮助你走出抑郁阴影的东西。

首先，你并不孤单。据美国国家精神卫生研究院估计，2016年有近1620万人经历过抑郁发作——这几乎占了美国成年人口的6.7%。

其次，翻开这本书，迈出寻求帮助的第一步，就是一件充满勇气的事。在你开始使用本书中提到的实证策略和技巧来理解和应对抑郁症时，我希望阅读本书是你采取的诸多行动之一。认知行为疗法（cognitive behavioral therapy, CBT）[①]已经帮助无数人改善了他们的情绪，重新投入他们认为重要的事情。我由衷地相信你也能成为他们中的一员。

我非常高兴能写这本有关抑郁症的认知行为疗法的书。在我的职业生涯中，我花了大量的时间研究抑郁症、焦虑症和失眠的认知行为疗法并将它们付诸实践，我热衷于帮助人们找到所需的方法来改善自己的生活。我早年是美国加利福尼亚大学伯克利分校金熊睡眠和情绪研究诊所（Golden Bear Sleep and Mood Research Clinic）开发团队的一员，致力于优化抑郁症的认知行为疗法。这让我对这一疗法有了更深的理解，还让我学习和练习了各种各样应对和改善抑郁症症状的策略和技巧。后来，作为美国旧金山湾区认知治疗中心的合伙人，我继续专攻抑郁症的认知行为疗法。

我对抑郁症的病理，以及能帮助人们自己控制抑郁症症状的治疗方法很感兴趣，其中也有私人原因。我曾经历过

---

① 全书将交替使用"认知行为疗法"和"CBT"这两种表达。——译者注

一段特别困难的时期，当时我意识到，我正面临着无孔不入的消极思维和行动困难，而我的博士学习和临床训练使我对这些无比熟悉。我发现自己出现了扭曲的消极思维和绝望感——重度抑郁症发作的特征，作为一名临床心理学博士后，意识到这些症状出现在自己身上几乎令我兴奋。我知道治疗抑郁症的有效方法，并且能够获得我所需要的支持来消除这个小插曲，重返正常生活。尽管那段时期很痛苦，但我一直对能拥有抑郁症的切身经历很感激，这有助于我的治疗工作，也有助于本书的撰写。

认知行为疗法是一种经证实对改善和应对抑郁症有效的治疗方法。目前，认知行为疗法已整合了正念疗法和接纳疗法，可以让我们以更有效、更灵活的方式与情绪建立联系。这本书可以作为自助指南帮助你理解抑郁症，并提供能助你改善症状的策略；你也可以在治疗师的指导下使用本书。抑郁症对每个人来说都是一种独特的经历，我所举的例子无法涵盖所有症状，也不能精确地描述任何一个人的体验。部分章节和策略也许与你的某些经历密切相关，那么你可以更多地关注这些策略。如果你发现很难将这些策略融入生活，或者你需要额外的帮助，那么我鼓励你去寻求治疗师的帮助。

本书聚焦于简单的、可操作的策略和工具，以帮助你获得更好的感受。我鼓励你从现在就开始开放心态，保持好奇，去探索你将从本书中收获的一切。随着时间的流逝，随着你不断付出努力，你当下面临的挑战可能会发生很大的变化。有时，感到气馁是很正常的，如果你发现自己失去了动力，或没有完成书中的练习，请记住，你的目标是保持进步，而不是表现完美。打开书，读上几段，或尝试其中的一种策略，都会让你感觉更好。阅读和使用本书中的策略可能像是一种任务，但这实际上是对自己和自身能力的一种投资，让你得以驾驭所有人都可能在生活中遇到的起起伏伏。你在本书上所花的时间，将成为你给予自己的一份珍贵的礼物。

根据我的个人经历和专业经验，我认为最好把抑郁症看作你的所有行为造成的结果，而不是你有什么问题。在这种视角之下，有很多方法可以改变你的感受。我希望你能使用本书中的技巧和策略，找到属于你的方式，重新投入你认为重要的事情，对自己理解和应对抑郁症的能力充满信心。

第一部分

理解抑郁症

认知行为疗法对治疗抑郁症而言是一种实证有效的治疗方法，它在减轻抑郁症症状，以及培养使你能更有效地与情绪建立联系的技能和策略方面，都得到了有力的实证支持。在接下来的两章中，你将了解抑郁症是什么，它是如何持续的，以及应如何治疗。你还将学习，在使用本书的练习和策略的过程中，你应如何使用一份简单的症状评估问卷来追踪自己的变化。

第一章

治疗抑郁症

许多人都曾于一生中的某些时刻在抑郁的感受中挣扎过，各种各样、任何年龄段的人在许多情况下都会经历抑郁。如果你抑郁过，你就知道它不仅仅是情绪低落或闷闷不乐。抑郁让人感到势不可当、难以应对，就像一个无论如何也逃脱不了的沉重负担。这时，整个世界都失去色彩，变得无比灰暗。你可能会感到疲倦、空虚、绝望，与重要的事物失去联系。你也许会丧失对曾经所爱之事的兴趣，或推开你在乎的人。抑郁远不止感到悲伤那么简单。

值得欣慰的是，抑郁症是最常见的心境障碍之一，在很大程度上是可治的。在本章中，我们将探索一些抑郁症的治疗方法，并让你开始使用认知行为疗法的工具来管理抑郁情绪，寻求解脱，更加投入而充分地体验生活。

案例

杰克通过勤奋的学习获得了工程学学位，并在一家创业公司找到了工作。由于背负着学生贷款，杰克总是加班。为了融入群体，给同事留个好印象，他常常在外喝酒到深夜。杰克总是觉得自己很难交朋友，他认为自己很"古怪"。大学时期，他花了很长时间才交了几个朋友，他非常怀念在他的小社交圈中那种单纯的友情。大学期间他就有过情绪剧烈波动的问题，并在咨询中心得到了一些非常有效的治疗。他学会了通过健康饮食、锻炼，以及保证充足的睡眠来照顾自己，并以此管理自己的情绪。

杰克认为在新工作中他没有时间来进行这种自我关怀，于是决定"逼自己一把"。长时间的工作以及熬夜让杰克不堪重负，他发现工作时他更焦虑了，非常在意老板和同事对他的看法。他深信自己没有团队中的其他人聪明，也无法满足老板对他的期待。他开始迟到，逃避开会，以避免与老板接触。他还担心老板会注意到他的异状并因此解雇他。当老板发现杰克看起来有点儿沮丧时，他建议杰克休几天假，好好照顾自己。杰克认为，这是老板在告诉他"要么振作起来，要么卷铺盖走人"，于是他感觉更糟糕了。他的新恋情开始变得越来越认真，但他担心他的萎靡不振以及对性的兴趣索然会让对方想要分手。杰克没有告诉任何人他的感受，因为他不想让人觉得他很"丧"。

乌云密布的生活

抑郁一词被用来描述一种许多人在一生中都会经历的体验。据估计，每时每刻都有 7% 的美国人正在经历临床抑郁症（Kessler et al.，2005）。将近 1/3 的女性和 1/5 的男性会患抑郁症（National Institute of Mental Health，2013），但抑郁症的症状和给人的感受因人而异。你并不孤独，积累了数十年的研究成果可以帮助你找到摆脱"乌云"的方式，让你重回充盈、富有意义的生活。

抑郁症的常见症状

经历抑郁情绪的人可能会感到悲伤、绝望或空虚，对生活或从前喜欢的活动失去兴趣。一些人反映他们有烦躁易怒和愤怒的感受，或如疲劳、头痛以及胃部不适等生理症状。抑郁的症状从轻微到严重不等，包括：

无价值感和愧疚感：抑郁时，你可能会忽略那些赋予你生命意义和目的的事物。你可能还会认为生活中的不幸都是由自己造成的，并为此感到愧疚或懊悔。

行动减缓或生理性躁动：处于抑郁中的人时常反馈说很难进行日常活动，就连做日常小事都像在淤泥中行走。也有人感觉到一种唤醒和躁动的增强状态，可能表现为易怒或暴怒。

对思考、专注或决策感到困难：抑郁会损害你的思考能力和问题解决能力。一些人感到自己就像生活在雾中，很难专注于日常生活事务。

贪食或厌食：抑郁时，你可能更不容易感到饥饿，食物对你变得毫无吸引力。相对地，一些人会比平时吃得更多，并渴望高脂高糖的食物。

睡眠过多或过少：很多抑郁的人都有难以入睡以及睡不安稳的问题，另一些人则发现他们的睡眠时间比平时多得多。

精神不振或疲劳：抑郁时，你可能会感觉更累，更无法动弹。

死亡或自杀的想法：许多抑郁的人说自己有死亡意念或其他病态的想法。抑郁症发作时也可能伴随自伤和自杀的想法。

抑郁症有可能发展成一种慢性疾病，会在某些时段得到缓解，又在生活中的某些时刻再次出现。它可能是对情境触发因素的反应，比如压力增加、创伤或丧失，或重大生活转变；也可能与负面过往经历有关，比如童年创伤或家庭功能失调。抑郁症的症状从轻微到严重不等，可能伴随焦虑、失眠，以及其他精神障碍等症状。

当我们抑郁时，人们往往会告诉我们"要振作起来"或"不要那么消极"。西方世界很重视外向和乐观，这种文化态度会导致人们将抑郁症看作一种性格缺陷或弱点，而这又会加重抑郁期间我们的羞耻感和绝望感。与抑郁症做斗争的人很清楚，摆脱抑郁症绝不仅仅是"振作起来"那么简单，抑郁症远比那复杂。幸运的是，现有研究可以帮助我们理解抑郁症的复杂成因。

重要信息：如果你有自杀或自伤的想法，请立即就医。你可以给你的医生打电话，或直接去离你最近的急诊室，或咨询正规自杀干预机构。

抑郁症的成因

通过研究，我们已经知道，抑郁症是一种生物心理社会障碍，即生物、心理和环境因素共同作用的结果。这意味着，抑郁症与基因和其他生物因素、心理因素（如童年经历和人格特质），以及情境和环境压力源有关。通过识别我们自身独特的抑郁成因，我们便能开始找到摆脱抑郁的方法。

以下概述了导致抑郁症的三大因素：

生物因素：有患抑郁症的亲属的人更有可能抑郁。大脑中的化学物质、激素以及其他生理因素对我们的思考和感受会造成影响。

心理因素：早期经历或创伤会影响心理过程，并导致在往后生活中产生抑郁症。人格特质，如消极情绪（悲观主义），对抑郁症的发展也有影响。

社会因素：如家庭压力、人际关系、经济压力以及物质使用等情境因素会导致抑郁症。人们也可能会因为种族、性取向或性别认同，以及其他边缘化身份带来的压迫而经历抑郁。

抑郁症是什么

抑郁症的感受与悲伤或哀伤的感受不同。悲伤和哀伤是对困境（比如关系的终结、所爱之人的死亡或意外失业）的正常反应。在这些情境中体验到悲伤或哀伤的个体，会经历一个自然的过程，以适应艰难的生活境遇，并且很可能随着时间的推移而克服这些困难。然而，如果个体无法处理丧失问题并重新参与有意义的日常生活活动，这些情境就可能导致抑郁症。

抑郁症会影响生活的方方面面，包括我们的想法、感受和行为。这种行为、想法、感受和情境因素的综合作用最终会导致人们适应不良并采用无益的应对策略，如经验性回避、情绪麻木和社交戒断。奇怪的是，抑郁时大脑会让我们做出让自己感觉更糟的事。抑郁的大脑会迫使我们远离朋友和家人，做出不健康的麻痹性行为，如药物滥用、酗酒、暴饮暴食或嗜睡，回避能消除抑郁的愉悦经历。抑郁让我们感到迷失，仿佛失去了可以让我们重回自己生活的指引。

我们总是说抑郁症是我们"感受"到的或"拥有"的东西，但本书将强调一个更为准确和有力的观点：抑郁症也是我们的"所作所为"，因此我们能通过努力做一些不同的事来扭转局面。研究人员已经能够区分出某些强化和维持抑郁症的行为和思维错误。例如，抑郁的人更可能以"非黑即白"或"全或无"的方式看待问题，如"我总是搞砸一切"

或"她永远不会爱我"。另一种思维错误是灾难化思维，即认为所有情况最终都会导致最坏的结果。这些行为和思维错误会导致人们远离生活中给他们带来目标和意义的事物，进入消极思维、情绪麻木和经验性回避的黑暗地带。本书将帮助你理解抑郁症及其运作机制，也会教给你一些策略，来对抗使抑郁症持续的消极思维和经验性回避行为。

抑郁症的类型

"抑郁症"这一术语指的是一系列症状和行为。以下是最常见的抑郁症类型。值得注意的是，一些抑郁症患者同时也有其他心境障碍，如双相情感障碍、创伤后应激障碍和焦虑障碍，如果你属于这种情况，我建议你寻求特定的帮助。

- **重性抑郁障碍**（Major Depression Disorder, MDD）：这是最常见的抑郁症类型。重性抑郁障碍患者可能会在大多数日子里感到情绪低落，并对日常活动失去兴趣，他们这种状况会持续两周或以上。同时，MDD 的确诊需要患者出现 5 种其他抑郁症症状。

- **持续性抑郁障碍**（Persistent Depressive Disorder, PDD）：重性抑郁障碍的症状会随着时间的推移而波动，持续性抑郁障碍则是一种长期性抑郁症类型。如果一个人至少连续两年患有抑郁症，就可以被诊断为PDD。同时，患者必须有两种其他抑郁症的症状。PDD有时也被称为心境恶劣。

- **情境性抑郁障碍**（Situational Depression）：情境性抑郁障碍通常源于压力或创伤经历，它被认为是一种适应障碍。情境性抑郁障碍有时也被称为反应性抑郁障碍，这种抑郁症会使人在经历了压力之后很难对生活做出反应或调整。

- **非典型抑郁障碍**（Atypical Depression）：尽管这种抑郁症的名字中有"非典型"三个字，但它实际上是一种最普遍的抑郁症类型。这种抑郁症的特征是患者体重增加、嗜睡和疲劳。它与典型抑郁症的主要区别之一是患者仍然有情绪反应，这意味着他们能够以愉快的心情对积极事件做出回应。

- **季节性情感障碍**（Seasonal Affective Disorder, SAD）：季节性情感障碍是一种伴随季节变化的抑郁症。通常情况下，SAD患者在秋季和冬季会更多地感受到疲劳、消极思维和情绪化，而这些情况在春季和夏季则会减少。

- **产后抑郁症**（Postpartum Depression, PPD）：产后抑郁症与将近 80% 的刚生完孩子的人都会经历的"产后忧郁"不同，产后抑郁症的症状要严重得多，而且需至少持续两周。产后抑郁症的症状始于怀孕期间或孩子出生后，近 8% 的刚生完孩子的人会患上产后抑郁症。
- **经前烦躁障碍**（Premenstrual Dysphoric Disorder, PMDD）：经前烦躁障碍不同于经前综合征和月经周期中常见的情绪波动，它包括更严重的焦虑、易怒、强烈的情绪波动和躯体症状，会极大地干扰患者的生活。这一诊断目前尚未被广泛接受及使用。

面对抑郁症你可以做什么

"没有希望了，你们面临的问题根本就没有解决方案"——这是抑郁症最狡诈的谎言之一。抑郁症是被研究和理解得最透彻的精神障碍之一，认知行为疗法是最为人熟知，且经过了最多实证检验的抑郁症治疗方法。人们发现，CBT 在很多情况下与抗抑郁药物一样有效，而且有证据表明，在更严重的抑郁症病例中，综合使用抗抑郁药物和 CBT 可能更有效（Driessen & Hollon，2010）。本书接下来将简要介绍的抑郁症治疗方法，是几十年的实证研究和临床实践的结果。抑郁症的认知行为疗法是治疗抑郁症的黄金标准疗法，对很多人都有效，我希望你也能找到对你有帮助的信息和策略。

认知行为疗法是由"认知行为治疗之父"亚伦·贝克博士于20世纪60年代创立的。他观察到，他的抑郁症患者会持续地产生消极想法，这些自动思维集中在三个方面：对自我、世界和未来的思考。这些病人深陷于对一切的负面解释，以致他们一直沉浸在抑郁情绪中，这一现象引起了贝克极大的关注。他尝试使用各种方法来挑战这些想法及患者潜在的信念，让他的病人能够更现实地看待当前境况。他注意到，当病人能够改变他们的消极想法和信念时，他们的情绪就会改善（Beck，2011）。大约同一时期，阿尔伯特·艾利斯在探索治疗精神障碍的行为干预方法。贝克、艾利斯及其他人的工作，催生了认知行为疗法和其他实证有效的疗法。认知行为疗法的"第三次浪潮"引入了新的概念和术语，包括正念、自我关怀、心理灵活性和接纳。较新的CBT治疗模式包括正念认知疗法（mindfulness-based cognitive therapy, MBCT）、辩证行为疗法（dialectical behavior therapy, DBT）和接纳承诺疗法（acceptance and commitment therapy, ACT）（Hayes et al., 2013）。

什么是 CBT

　　CBT 是一种行动导向、聚焦目标的治疗方法，它将抑郁症定义为我们的想法、行为和感受的结果。听起来很简单，对吧？研究人员已经开发了相关工具和策略，来帮助你评估并改变想法和行为，以改善抑郁症的症状。最近的 CBT 治疗模式整合了正念和自我关怀，从而帮助你学习以更加灵活、有弹性的方式与思维和情绪建立联系（Dobson，2008）。CBT 之所以能从所有疗法中脱颖而出，是因为它是一种短程治疗，而且专注于当下。它已经通过数百个临床试验的验证，确定了对改善症状最有帮助的方法和概念。认知行为疗法的核心特征如下：

- **目标导向**：CBT 侧重于治疗的具体目标——由治疗师和来访者在治疗开始时确定。这些目标将引领治疗的进程和内容。
- **有时间限制**：CBT 不是一种长期疗法。CBT 治疗计划包括为实现治疗之初确定的治疗目标所需的预估面谈次数。

- **专注于当下：**CBT 强调当下正在发生的事情，而不是
  过去发生的事情。这并不意味着治疗不会涉及过去的
  经历、环境和信念，只是这些将被视为理解当前生活
  境况和经历的一种方式。

当我和我的病人开始对他们每个人独特的抑郁症案例
进行个案概念化时，我会向他们展示一个 CBT 模型，图 1.1
是这个模型的简化版本。我会向他们解释，CBT 模型可以
让我们将抑郁症定义为模型所示的三个领域——思维、行为
和感受相互作用的结果。CBT 的理念是，这三个领域是互
相关联的，一个领域的改变会影响其他领域。例如，改变思
维可以带来感受和行为的改变。在本书中，你将学到一些策
略，让你能够使用 CBT 模型来管理抑郁症，重返充实的生
活。在最后几章中，我们将讨论当抑郁症复发时该如何做。
我发现，用该模型来概念化抑郁症极有帮助且能给人希望，
这是因为我们即刻便会发现，在通往好转的道路上，我们至
少可以针对三个不同的领域进行干预。这三个领域都是互相
关联的，因此，对其中一个领域进行干预，就有可能影响其
他领域。

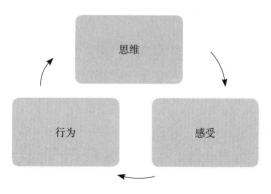

图 1.1　CBT 模型：思维—行为—感受循环

例如，当杰克感到沮丧、萎靡不振时，他会做出一些决定，比如逃避开会，并以"他们根本不在乎我在不在，他们认为我是一个失败者"这样的消极想法为自己辩护（见图1.2）。如果杰克改变他的行为，参加了会议，他的内疚感和忧虑可能会减少，并且可能在与老板和同事的相处中，获得对工作和团队更多的安全感（见图1.3）。

CBT 模型有助于我们结构化理解抑郁症和治疗抑郁症。通过更多地意识到使抑郁循环持续的适应不良的思维和行为，我们就能够使用本书中的技巧和概念来养成其他更有利的思维和行为。

最初，CBT 关注的是构成抑郁症的消极思维部分，并教给你挑战它们的技巧。这些消极思维可能包括"我没有价

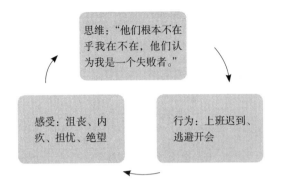

图 1.2　CBT 模型：消极思维如何影响行为和感受

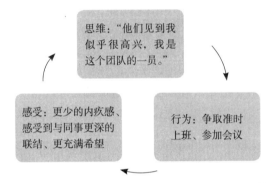

图 1.3　CBT 模型：积极思维如何影响行为和感受

值""没有人喜欢我""太难了""我做不到""我永远都会感觉这么糟糕"。这些想法可能会让你进入一种使得消极思维永久延续的行为模式。

我们也关注行为对心情的影响。与抑郁症相关的最无益的行为之一是经验性回避，或回避看起来困难或令人不适的体验。经验性回避有多种形式：避免与朋友和家人接触、误工或错过重要活动。抱有消极思维并在这种信念下行动，会造成恶性循环，加重我们的抑郁症状（见图1.4）。

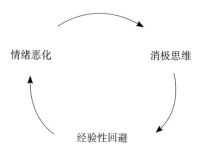

情绪恶化　　　　消极思维

经验性回避

图1.4　经验性回避循环

当我们开始探索让自己感觉更好的方法时，思维往往是第一个干预对象。对自己的想法及其对情绪和行为的影响有更多的觉察，是 CBT 的核心技巧。我们该如何捕捉或识别消极思维，从而意识到自己正在进入这个恶性循环呢？第一步是要意识到，你不等同于你的想法。想法是你的大脑生成的言语和观念，但它们并不是你。你有能力意识到你的想法，并决定要关注哪些、放弃哪些或修正哪些。

例如，杰克认为朋友眼中的他是一个阴沉丧气的人，所以他不再和朋友们出去玩。这种想法使他感到更加孤独，也让他无法获得能打破这种消极思维的经历。CBT 帮助杰克在采取行动之前对这些消极思维进行评估。在第三章中，你将学习使用 CBT 工具来评估你的想法，并在行动之前寻找证据来证实或否定它们。

对于如何管理情绪，以及与情绪体验建立更深的联结，获取这些技能和知识是需要付出毕生努力的。阅读本书就是一个开始或继续这一重要任务的好方法，这也许能帮助你通往更丰沛、更有意义的生活。CBT 提供的方法和视角有助于人们应对抑郁症，但这些也是生活技能，可以帮助大家以有弹性的、灵活的方式应对生活中的所有压力。

治疗抑郁症的药物

研究人员已经发现了几种对治疗抑郁症有帮助的药物。医生或治疗师可能会建议你去咨询精神科医生，以评估将药物治疗加入你的治疗方案是否合适。虽然研究表明，将药物和心理治疗结合起来对治疗某些类型的抑郁症最为有效，但这并不适用于所有病例（Hollon et al., 2014）。很多人不用吃药就能控制自己的症状。有些人会担心药物的副作用，担心自己会依赖药物，或者担心药物会从根本上"改变"自己。你需要与医生或精神科医生讨论你对药物的担忧和疑虑。

你可能需要尝试几种不同的药物，才能找到最适合自己的一种。你和医生需考虑你当前的症状和不同药物的潜在副作用，再确定先尝试哪种药物。重要的是要有耐心，如果药物对你有副作用，请与医生沟通。抗抑郁药物的常见副作用包括胃痛、食欲增加、性功能障碍和疲劳。告诉医生哪种药物对你有类似情况的家庭成员有效，这一信息也很有帮助。抗抑郁药物的类型包括：

- **选择性5-羟色胺重摄取抑制剂（SSRI）**：这通常是医生会首先尝试的药物，因为它往往副作用较小，并且有效性已得到充分的研究。最常见的选择性5-羟色胺重摄取抑制剂包括西酞普兰（商品名：喜普妙）、氟西汀（商品名：百忧解）、帕罗西汀，以及艾司西酞普兰（商品名：来士普）。

- **5-羟色胺和去甲肾上腺素重摄取抑制剂（SNRI）**：包括度洛西汀（商品名：欣百达）、文拉法辛（商品名：怡诺思）、地文拉法辛（商品名：倍思乐），以及左旋米那普仑［商品名：费奇马（Fetzima）］。

- **非典型抗抑郁药**：当其他药物不起作用时，或被诊断为非典型抑郁障碍时，可以使用这类药物。非典型抗抑郁药物包括：米氮平（商品名：瑞美隆）、沃替西汀（商品名：心达悦）、维拉佐酮、曲唑酮，以及安非他酮。安非他酮通常更受青睐，因为它在产生性方面的副作用和导致体重增加的概率较低。

- **三环类抗抑郁药：**三环类抗抑郁药产生副作用的风险更大，一般在患者尝试了其他抗抑郁药之后才会使用此类药物。这类药物包括：去甲替林、丙咪嗪、阿米替林、地昔帕明和多塞平。

- **单胺氧化酶抑制剂（MAOI）：**如果其他药物不起作用，医生和患者可能会尝试这类药物。单胺氧化酶抑制剂会导致严重的副作用，因此必须调整饮食习惯以配合服用。这类药物包括：苯乙肼、反苯环丙胺，以及异卡波肼（商品名：马普兰）。这类药物不能与选择性5-羟色胺重摄取抑制剂一起使用。

如何使用本书

本书的目的是帮助你开始使用CBT策略和技巧系统地应对抑郁症，本书可以作为自助用书，也可以在治疗师的配合下使用。由于每个人的抑郁症表现都是不同的，因此本书的编排方式可以让你自由地选择自己感兴趣的章节来阅读，并利用与你最相关、对你最有帮助的技巧和概念。话虽如此，CBT 起效的一个重要因素是治疗中的心理教育。因此，请尽量阅读所有章节，这样你就能了解抑郁症是什么，它是如何运作的，是什么诱发了它，又有什么能引导你远离消极思维和不良行为。

在日常生活中，你有很多机会应用 CBT 的技巧和策略。实践是 CBT 起效的关键因素。请完成本书里的练习，并在生活中尽可能多地加以应用。如果你发现自己很难静下心来阅读或做练习，你可以考虑找一位 CBT 治疗师或其他精神健康服务人员来为你提供支持。虽然理解 CBT 的概念很重要，但在日常生活中加以应用才是 CBT 的"有效成分"。正如我在本书中反复强调的，最好将抑郁症理解为你的行为造成的结果，而不是你有什么问题。这并不意味着感到抑郁是你的错，反而恰好说明，你需要做一些不同以往的事来度过这段困难时期。当你拿起这本书并开始阅读时，你就已经在行动了！寻求支持和专业建议表明你正在主动尝试让自己感觉更好。

虽然读完整本书是非常有益的，但你没有必要为了受益而强迫自己读完。对一些人来说，学习一些有用的技巧以在日常生活中应用就够了；而对另一些人来说，逐章阅读本书以学习和应用更多策略，会更有帮助。如果对某一章的主题特别感兴趣，你可以提前阅读这一章，你也可以不按书中所述的顺序练习这些技巧。本书中的循证策略可以解决多种多样的抑郁症症状。请随意翻阅本书，把注意力放在最困扰你的部分。

很多正念技巧都要求你留出时间来书写、呼吸或冥想。可能一开始，你会觉得这些练习很尴尬或很古怪。请保持好奇心以及对改变的渴望，以此激励自己尝试这些策略。这些练习都是以大量实证研究为基础的，可能会成为助你痊愈的关键。

第一章　治疗抑郁症

本章重点

- 许多人都曾于一生中的某些时刻在抑郁的感受中挣扎过。

- 抑郁症是最常见的精神障碍之一，在很大程度上是可治的。

- 将近 1/3 的女性和 1/5 的男性会患抑郁症，但抑郁症的症状和给人的感受因人而异。

- CBT 关注的是构成抑郁的消极思维部分，并将教给你挑战消极思维的技巧。

- 抱有消极思维并在这种信念下行动，会造成恶性循环，加重我们的抑郁症症状。

- 与抑郁症相关的最无益的行为之一是经验性回避，比如避免与朋友和家人接触、误工或错过重要活动。

- 通过练习，你将有能力意识到你的想法，并决定要关注哪些、放弃哪些或修正哪些。

第二章

抑郁症的自我评估

　　所有抑郁症看起来或感觉上都不一样。治疗抑郁症的重要一步，是开始真正理解你自身独一无二的抑郁症，并且关注症状是如何随时间变化的。理解抑郁的一种方法是使用常见的抑郁症问卷来评估你目前的症状。这能描绘出你当前的抑郁症，以及在你应用本书中的策略的过程中症状的变化。你可能有很多症状，也可能只有少数症状，你的答案可能每天都在变化。保持好奇心，我们将开始使用问卷来探索你独特的抑郁症，以帮助你选择最有效的策略。

抑郁问卷

请回忆过去一周的情况，以 0~5 分来给每一种症状的严重程度打分。（0 代表"在过去一周中从未有过"，5 代表"该症状在过去一周中的大多数时间都存在"。）

1. 感到悲伤、低落或沮丧

0	1	2	3	4	5

2. 对日常活动的兴趣或从日常活动中获得的乐趣减少（该症状是做出抑郁症诊断的必要条件）

0	1	2	3	4	5

3. 显著的体重变化或食欲紊乱

0	1	2	3	4	5

4. 睡眠失调（嗜睡或失眠）

0	1	2	3	4	5

5. 过度活跃或躁动不安，或行动减缓及活动过少

0	1	2	3	4	5

6. 疲劳或精力匮乏

0	1	2	3	4	5

7. 无价值感

0	1	2	3	4	5

8. 集中注意力的能力和 / 或决策能力下降

0	1	2	3	4	5

9. 出现死亡或自杀的意念

0	1	2	3	4	5

重要的是，你要认识到，问卷不是诊断工具。如果你想知道自己是否符合抑郁症的临床症状标准，你需要去咨询受过专业训练的精神健康专家或医生。

在使用本书的过程中，请每周做一次该问卷，并记录分数。最好是定期做，比如每周日晚上睡觉前，而不是在你感到特别沮丧的时候。记录下每次做问卷的结果，这有助于你在学习本书中的技巧和策略时追踪症状的变化。

你可能会发现你的分数没有变化，或者每周都在变。如果你注意到你的分数整体呈现下降趋势，这可能意味着你从书中学到的技巧和概念（也可能还有其他因素）正在改善你的情绪。你还可以把这一次的结果和上一次的进行对比，以评估过去一周你是否在特定的症状上有所改善。例如，帕姆连续 4 周填写了问卷，然后注意到她在第 1 题和第 2 题上的得分非常迅速地从 3 分降为 1 分。她发现，她学到的挑战消极思维的技巧正在改善她的情绪以及投入地生活的能力。

如果你发现你的症状持续加重或根本没有变化，这表明你应该咨询医生，尝试其他治疗方案。

在养成了每周完成一次抑郁情绪问卷调查的习惯后，你可能会注意到，在有些问题上你的得分总是很高，而有些问题的得分很低，或者你根本就没有这些问题。你可以根据在问卷中得分较高的问题了解对你最有帮助的章节和策略。

例如，帕姆注意到，即使她的情绪在一些方面开始改善，她也总是给有关睡眠（第 4 题）和疲劳（第 6 题）的问题打 4 分或 5 分。她发现，在学习了第八章中的策略——识别及取消让她感觉更糟的活动，以及开始使用第九章中的自我关怀策略后，她在这些问题上的得分就降低了。

本章重点

- 所有抑郁症看起来或感觉上都不一样。

- 问卷可以帮助你理解当前的具体问题和担忧。

- 每周做一次问卷，有助于你在学习本书中的策略时追踪抑郁症症状的变化。

- 如果你注意到你的分数整体呈现下降趋势，这可能意味着你在为改善生活做出努力，包括学习和使用这本书，这些都正在改善你的症状。

- 如果你发现你的症状持续加重或根本没有变化，这可能表明你应该咨询医生，寻找其他治疗方案。

- 使用问卷探索你独特的抑郁症，将帮助你选择对你而言最有效的策略。

- 对你而言，这类问卷是无价之宝，可以帮助你理解症状，并在你学习应对抑郁症的技巧和策略时追踪进展。

第二部分

识别你的想法

CBT 的核心理念和实践之一是关注我们的想法，以及想法是如何影响行为和感受的。理解和认识三者之间关系的这项核心技能，能让你以不同的方式管理情绪。我们的想法往往与我们在童年和生命中其他重要时期形成的关于自我、他人和世界的更深层的信念联系在一起。接下来的两章将介绍一些策略，让你识别你的消极思维，并认识到消极思维是如何影响你的行动（行为）和情绪（感受）的。然后你将学习如何平衡你的思维，使之更准确、更有益。在掌握了这项核心技能后，你就能检查催生想法的内在信念，思考如何处理它们，并培养关于自我、世界和他人的更准确、更有益的信念。

第三章

换个角度思考

伴随抑郁而来的感受，如内疚、无价值感、疲劳和不堪重负，有时会让人觉得毫无来由，但经过研究我们已经知道，感受通常来自我们关于自我、他人和世界的想法（Beck，2005）。当我们意识到自己的想法时，作为抑郁症症状之一的消极感受就开始变得更有意义了。这些想法是我们处理个人经历的介质，但当我们对其进行检视时，这些想法又往往是不准确的、无益的。要想改变你的情绪，第一步就是识别情绪背后的想法。

案例

　　63 岁的黛安和她心爱的 3 只狗，以及相伴 40 年的丈夫生活在一起。她的孩子们都长大了，离开了家，过着自己的生活。她 6 个月前退休了，一直期待着出去旅行、每天散步，以及当志愿者。但是，她的腿意外受了伤，这限制了她的行动能力，也中止了她一直以来的积极生活方式。伤痛打乱了黛安的退休计划，她发现自己被困在家里，整天都忙于单调乏味的治疗和理疗。黛安开始赖到很晚才起床，"因为我可以赖床"，因为"我真的没有什么其他事可以做"。黛安的丈夫和朋友试图鼓励她用助行架或拐杖来扩大她的活动范围，但她无视这些建议，坚持说她只是无法接受她的生活变得如此受限。她很愤怒，大失所望，拒绝接纳她正在经历的痛苦，但这加深了她的痛苦程度。医生建议她去见 CBT 治疗师，她勉强同意了。我们第一次见面的时候，她说她的治疗目标是"让痛苦消失"，以及"治好她的抑郁症"。

你的想法并非完全可信

　　我们所处的世界无比强调言语和想法的重要性。你现在读的这本书，就是人类依靠文字和故事来描述事物并赋予其意义的一种表达。想法是我们理解自我、他人和周围世界的一种强有力的方式，但我们有时会忘记，我们的许多想法是不准确的、无益的。例如，有多少次你认为某些事做不到，但实际上是可以做到的？我们如果信任自己的每一个想法，就会受制于大脑，而大脑会产生数百种想法来应对我们周围的世界。你可能会想"这本书帮不了我"，但要想知道这个想法是否正确，唯一的方法就是阅读并练习后续几章中的技巧。

当我们试图改善抑郁症症状并想要探索让自己感觉更好的方法时，在CBT模型的三个领域（思维、感受和行为）中，最先被改变的通常是思维。当然，思维不可能独立于CBT模型的其他元素而存在，思维通常与情绪有关。例如，看着伴侣，我们可能会想："我是世界上最幸运的人，因为我可以与她一起共度余生。"这时我们会感受到一股爱和喜悦。而在另一种情况下，我们可能会想："我是怎么和这个世界上最烦人的人结婚的？"这时我们会感到沮丧和恼怒。对同样的伴侣，我们却可以有截然不同的想法和感受。我们甚至可能在5分钟内于这些大相径庭的想法和感受之间切换，这可以很好地说明，这些情绪状态和想法是如此转瞬即逝、反复无常。但在那一刻，我们对自己的想法深信不疑，仿佛想法是绝对的事实，而不是情绪转瞬即逝的产物。

识别消极思维并找出更准确、更有益的替代思维，是认知行为疗法治疗抑郁症的关键技巧。这似乎是一个非常简单的概念，但我们需要花费大量时间并不断练习，才能注意到我们的消极思维及其对行为和情绪的影响。练习了关注消极思维和平衡想法的技巧之后，你就会注意到你的感受在变好，而且你能以不同以往的方式行动，重新关注生活中重要的事情。如果你觉得练习这个技巧有点儿尴尬，或觉得它过于简单，请不要担心。这个技巧并非要求你一展愁眉，而是要让你对思维会如何影响你并维持你的抑郁状态有更多的觉察。

我向黛安解释了 CBT 模型的要素，并告诉她，我们将从探究她的想法如何影响她的生活体验开始。对此，戴安有点儿恼怒："听起来你是在说我的想法不是真的。我的想法是真实的，这种痛苦就是让人无法忍受，我无法改变我对这件事的看法。"黛安陷入了消极思维，她认为身体疼痛导致了她的不满和易怒。她相信，在疼痛完全消失之前，她将无法以一种有意义的方式投入她的生活。我们花了很多时间探究她对生活的一些想法是如何影响她的感受的。随着她越来越了解自己的想法及想法对感受的影响，她开始更愿意考虑以其他方式来思考自己的处境。虽然黛安生理上的痛苦是真实的，但她在思维上应对和理解痛苦的方式加深了自己的困境。

　　大脑自动生成的故事非常强大，因为我们往往意识不到这些故事及其对我们的经历和行为的影响。我们在没有评估其准确性或有用性的情况下就相信了这些故事，这导致我们以习惯性的方式做出反应，使消极思维得以持续和增多。在做出情绪和行为反应之前就注意到自己的想法是一种技巧，这学习起来是很困难的。比如，你走在街上时突然看到一只大狗，然后就自动想到"这是一只看起来很危险的狗"，于是过了马路。在这种情况下，思维（"看起来很危险的狗"）、感受（恐惧）和行为（回避）未经检查就自动发生了（见图3.1）。

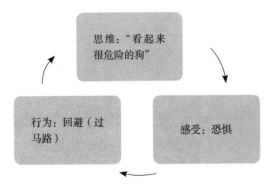

图 3.1　CBT 模型：回避 1

　　在图 3.2 所示的例子中，黛安对自己的想法深信不疑：

"除非我的痛苦彻底消失，否则我不会好起来。"这让她以一种更令人绝望和不快的方式行动，加剧了她的沮丧和悲伤，并导致她拒绝做一些可能会让她感觉更好的低强度活动。她大部分时间都待在家里，思考她的痛苦，或者去看医生以试图找到消除疼痛的方法。这种"全或无"的想法让她陷入了自己的情绪（沮丧和悲伤）中，让她无法考虑以其他方式来看待自己的处境。

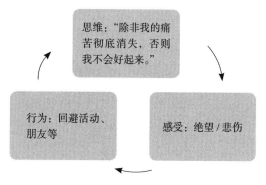

图 3.2 CBT 模型：回避 2

案例

黛安确信伤痛会"毁了她的退休生活"。现在孩子们都长大了，她的职业生涯也结束了，她相信自己"已经没有什么可期待的了"。每当腿疼或注意到自己活动受限时，她就会用这些与受伤和退休有关的扭曲思维来解读这一切。当我告诉她抑郁症常见的思维错误时，她很生气，觉得我在暗示她"思维不清晰"。作为一名退休教师，她确信自己很聪明。我解释说，即使是超级聪明的人，在与抑郁症做斗争时也容易出现常见的思维错误。她不情愿地浏览了一份常见思维错误清单，并注意到几种她经常出现的思维错误。她发现，她对伤痛的"全或无"的想法将自己困住了，无法动弹。她也承认，当她说伤痛"毁了她的退休生活"时，她用的是一种灾难化思维。她一直期待着退休，认定自己会喜欢这种无拘无束的生活，但让她失望的是，受伤中断了她的计划，使她感到孤独和愤怒。

认知歪曲

既然已经确定我们的想法并不总是有益或准确的，我们便可以开始探究，当我们抑郁时，思维会以怎样独特的方式被扭曲。认知歪曲是助长抑郁症发展的沃土，它维持着我们对自身、他人和周围世界错误和消极的信念。作为一位精神病学家，亚伦·贝克博士注意到他的抑郁症患者有异常多的消极和错误的想法，他提出认知歪曲是抑郁症的一个重要特征（Beck，1967）。

相关研究已经提炼出了几个在抑郁时容易出现的常见思维错误（Beck，1976）。识别这些常见的思维模式是很有帮助的，这能帮我们确认我们的想法何时会转向抑郁状态下常见的消极认知歪曲。所有人都可能有这些思维错误，但在抑郁时，我们更有可能陷入这些扭曲的思维模式。黛安发现，她的想法符合"全或无"思维和灾难化思维的描述。了解常见的思维错误，可以帮助你识别自己在什么时候陷入了可能会影响情绪和行为的认知歪曲。当你浏览下表时，你可能会发现一些非常熟悉的思维错误。

表 3.1　常见思维错误

常见思维错误	举例
全或无思维：从绝对或极端的角度看待事物，即认为事情要么是完美的，要么是不可接受的	• "我必须取悦所有人，否则他们会憎恶我。" • "我必须做到最好，否则就是浪费时间。" • "如果我成绩不好，我就是个彻底的废物。"
非黑即白思维：无视灰色地带。当你使用"总是"或"从不"这两个词时，你就处于这种思维模式	• "我永远不会快乐。" • "他从来不为我着想。" • "人们总是误会我。"
灾难化思维：总是预测最坏的情况或灾难性后果。这导致你认为情况是令人绝望和悲惨的	• 在工作中一犯错就认为自己会被解雇 • "如果我没做好，我就完了。"

常见思维错误	举例
低估积极面：贬低积极信息或反馈	• 别人给你积极反馈时，你认为他们只是出于好意或别有用心
个人化：为那些你无须负责的事件和情况承担责任	• 你的老板突然遇到了财务危机，你认为这是因为你工作不够努力 • 一个朋友没有回复你的短信，你认为这是因为她对你很生气
感受即事实：把感受错当成现实	• 绝望让你相信事情毫无希望，或者无价值感让你相信自己没有价值
过度泛化：认为一次经历的结果适用于其他所有经历	• 认为如果治疗在过去没用，那就永远不会有用，从而忽略了许多可能更有帮助的其他疗法
妄下消极结论：在没有任何证据或迹象支持的情况下得出消极结论	• 决定不打电话向朋友寻求支持，因为"他无论如何也不会理解" • 朋友约你一起吃午餐但是迟到了，你断定他并不是真的想见你
贴标签：给自己、他人和世界贴上简单的标签	• "我是个笨蛋。" • "没有希望了。" • "他们很自私。"
读心术：抱有自己知道他人想法的荒唐信念	• "我知道她在想什么。" • "我非常擅长解读别人的表情……"
关注消极面：选择性地关注消极信息，以支持自己的消极思维和信念	• 面对一份总体评价不错的工作，却只关心一个负面评价 • 在一顿原本很愉快的晚餐中，总是揪着尴尬的时刻不放
情绪推理：用感受来得出似乎合理的结论	• "我感到绝望，因此事实就是毫无希望。" • "我觉得自己很失败，因此我就是个失败者。"

第三章　换个角度思考

我们的大脑是一台高效的消极思维生产机器，但值得庆幸的是，我们已经开始了解这台机器是如何运作的了。我们知道，消极思维是抑郁症的标志性症状，学会留意和识别消极思维是让我们感觉更好的第一步。情绪反应与想法直接相关，因此，如果我们能开始更多地意识到自身的想法，我们就能改变情绪反应。首先，我们只需要在想法出现后意识到它们。想法是我们的大脑不断生成的一闪而过的陈述、评价、图像、故事和记忆。你的大脑现在就在产生想法，此时此刻，你头脑里自动产生的想法是什么？

以黛安的故事为例，可以看出，她执着于对自己伤痛的看法，这让她陷入了困境。我们一起努力，帮助她用不同的方式看待自己的生活。黛安开始接受疼痛，意识到疼痛可能会无限期地成为她生活的一部分，但她仍然可以投入地生活，做一些有意义的事情（见图3.3）。她注意到，改变思维、重新关注她在乎的事情，改善了她的情绪及对痛苦的体验。

我们要做的第一件事，就是有意识地在想法出现时留意它们。要特别注意那些与强烈的消极情绪相关的想法，因为这些想法加强了你的抑郁感受。下面的策略将帮助你学习如何识别和记录自己的消极思维。

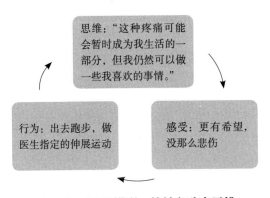

图 3.3　CBT 模型：接纳和改变思维

策略：识别你的消极自动思维

　　养成记录消极思维的习惯，是引领我们更多关注自身想法的好方法。这也可以让你后退一步，思考这些想法是如何影响自己的感受的。CBT 治疗师使用"思维记录"来教来访者记录消极自动思维，以及看待现状的其他方法。我们的想法通常依附于我们正在体验到的某种感受。进行思维记录时，第一步就是留意消极想法，并将它们与某种感受联系起来。

常见消极思维清单

　　请看一看下列常见消极思维清单，其中有你熟悉的吗？

□ 我总是把事情搞砸。

□ 没有人会爱我。

□ 人们不理解我。

□ 我永远不会快乐。

□ 我必须把每件事都做好，否则就没有人爱我。

□ 全都怪我。

□ 我从来都没有放松地休息过。

□ 生活对我来说更难了。

□ 我不够好。

□ 没有希望了。

□ 不好的事情总是发生在我身上。

有没有其他消极思维经常出现在你的脑海里，或者现在就在你的脑海里？

现在，请想一想与这些想法相关的感受或情绪。下列描述情绪的词汇可以帮助你识别自己的感受：

- 沮丧　　 - 悲伤　　 - 焦虑　　 - 生气

- 羞愧　　 - 害怕　　 - 爱　　　 - 懊恼

- 失望　　 - 厌恶　　 - 满足　　 - 暴怒

- 悲伤　　● 感激　　● 快乐　　● 疯狂

- 恐慌　　● 躁动　　● 兴奋

开始记录想法的一个简单的方法是，每当你心情低落或感到痛苦时，就在日记中记下当时的情绪，并回想该情绪出现的情境，以及与这种感受相关的想法——这是识别和改变问题思维的基础。附录中提供了一份思维记录模板（见第183页），但刚开始练习时，你无须使用该模板来关注和记录想法与感受，你只需要用日记来记录当想法过于消极时的情况即可。本章后续将简述检查和平衡消极思维的其他步骤。

为什么有效：识别我们的消极自动思维，并将它们与一种感受联系起来，有助于我们意识到思维和感受之间的关联，这是采取行动、做出改变的第一步。

案例

赛琳娜被东海岸的一所大学录取了，这所大学是她的第一志愿，所以她非常兴奋。入学后，她惊讶地发现，这里的课业压力和学习进度比她预想的更有挑战性。她也没有想到，自己会如此想念西海岸的家人和朋友。尽管她花了很多时间学习，但她的成绩仍然不尽如人意，有几门功课落后了。她感到不堪重负、惊慌失措，担心自己可能无法完成这学期的学业。她认为自己不够聪明，永远无法跟上学习进度，这些想法让她感到更加绝望。当教授在课堂上评论她的一篇论文"很优秀"时，她感到的是害怕而不是高兴。她想："现在他注意到我了，而且会期待我优秀的表现。但他会发现写出那篇论文只是我运气好，我其实没那么聪明。"她发现，自己会在图书馆里一坐就是几个小时，沉浸在消极想法中，无法完成学习任务。她开始逃课，因为她没有完成应交的作业。她的成绩下滑，这推动了消极思维的循环。她担心她在大学的第一个学期就会不及格。

打破消极思维

识别出有问题的想法之后，我们就该想办法对付它们了。因为这些自动思维过于消极和扭曲，我们需要探寻能支持或推翻它们的证据。当法官在法庭上发现一个案件的申述似乎主要是基于传闻时，法官会打断诉讼进程，问："支持该案件的证据在哪里？"我们也要这样对待消极思维，看看是否有证据支持或挑战它们。然后，我们可以利用收集到的证据来提出更加准确和平衡的想法。

研究人员发现，抑郁症患者有一种消极确认偏差，即倾向于搜寻且偏好支持消极思维和信念的信息（Oswald & Grosjean，2004）。这种倾向强化了我们的消极信念，并忽视了任何可能挑战这些信念的证据。通过有意寻找证据来否定消极思维，这种思维偏见可以被抵消。

与消极思维斗争的一个重要步骤，是认识到我们什么时候会出现刺激性想法。当你练习下一个策略时，你可能会注意到，有些想法比其他想法更强烈，或者说更容易让你的消极思维一触即发。你可能还会注意到，这些想法会在不同的情境下出现。我们将特别关注这些刺激性想法，因为它们在抑郁症中起着关键作用。

在知道了那些对我们的刺激尤其强烈的想法后，我们就更容易注意到自己正处于消极思维的循环中。在下面的策略中，你将看到，在赛琳娜的例子中，"我不够聪明"和"我会失败"的想法出现了好几次，相应的感受得分也很高。这提示我们，这些是对赛琳娜来说刺激性极强的想法，并推动了她的抑郁症的发展。知道这一点后，她可以更密切地关注触发这些想法的情境，同时，她可以学习通过更积极地解读该情境来对抗这些想法。

策略：识别你的思维错误

识别自动思维的能力让我们得以审视这些思维，并思考它们可能如何影响我们的感受。识别我们的思维何时会扭曲的重要方法之一，是看看它们是否符合前文提到的常见思维错误。我们可以对上一策略中提到的思维记录进行拓展，把与我们的想法和感受相关的思维错误囊括进米。表 3.2 展示的是赛琳娜的例子。请记住，这是你为自己做的事，而不是一个测试。尽你所能就可以，不要拘泥于做得好不好。

请查看你的思维记录，有没有一些反复出现的想法得分特别高？这些就是你的刺激性想法，你可以通过这些想法加深对自己的抑郁症的认识。

为什么有效：练习识别自动思维的技巧是控制抑郁症症状的关键步骤。练习得越多，你越能识别与情绪相关的想法，这是认知重构（第五章和第八章将详述这种技巧）的关键部分。

表 3.2　赛琳娜的消极思维和思维错误

情境 （人物、事件、地点、时间、原因）	情绪 （识别情绪，并根据强度给出1~10分的评分）	消极思维	思维错误 （参考表3.1）
学业落后，成绩下降	失望（9） 恐慌（8） 绝望（9） 窘迫（6）	• "我不够聪明。" • "我永远无法跟上学习进度。" • "我要被学校开除了。" • "我看起来会很蠢。"	贴标签 灾难化思维 灾难化思维 灾难化思维
老师在全班同学面前称赞我的论文	窘迫（4） 恐慌（8） 羞愧（5） 绝望（9）	• "他会更加关注我。" • "他会发现我不够聪明。" • "我看起来很蠢。" • "这只是偶然的，我还是会失败的。"	宿命论 宿命论 贴标签 低估自我

策略：检视消极思维

　　识别自动思维的能力让我们得以审视这些自动思维，并思考它们可能如何影响我们的感受。我们常常认为这些想法是"正确的"。这就是为什么通过思考支持或否定这些消极思维的证据来"审判"这些想法对我们来说很重要。通过这种做法，我们可以重新建构认知，这是用认知行为疗法治疗抑郁症的核心技巧。

　　从上一个练习中，挑选一个你的刺激性想法，并思考支持和反对这个想法的证据。表 3.3 展示了赛琳娜对自己的刺激性想法——"我会失败"（强度评分为 9 分）的思考。

表 3.3 刺激性想法："我会失败"（强度评分为 9）

支持性证据	反对性证据	思考证据，提出更具平衡性的想法	与该想法相关的感受与感受的强度（0~10分）
• 考试和论文的成绩很差 • 我在学习上从来没有这么吃力过	• 我的历史课论文得了最高分 • 这个学期，我的成绩有了进步 • 我正在向学习中心寻求帮助，情况可能会改善 • 治疗使我感到没那么绝望	• 虽然很有挑战性，但我这个学期可能可以取得不错的成绩 • 我可能无法做得和高中时期一样好，但我可以通过大部分课程，向前迈进	焦虑（6） 宽慰（8） 怀有希望（7）

为什么有效： 当找到反对消极自动思维的证据时，我们就可以向自己证明，我们告诉自己的故事实际上是不准确的。这样做可以重塑我们的思维，以强大而积极的方式影响我们的感受。

策略：平衡恐惧和预测

有时，我们的消极自动思维是一种恐惧，或是对我们确信会发生之事的预测。尽管有很多其他可能的结果，但通常我们会关注最坏的结果。通过考虑最坏的和最好的之间的情况来平衡我们的想法，可以让我们重新关注更有可能出现的结果，并将消极思维转变为更能反映现实的想法。

想一想，最近一直困扰着你的预测或恐惧是什么。它可能在先前的练习中出现过，也可能来自新的情境。

下面这些简单的问题可以帮助你消除恐惧驱动思维，转而考虑可能性更高的结果。思考最好、最坏和最可能的结果的练习，会对你在压力情境下的感受和行为产生很大影响。

1. 最坏的情况是什么？

2. 最好的情况是什么？

3. 最可能的结果是什么？（提示：通常在最好和最坏的情况之间。）

4. 如果最坏的情况发生了，你需要哪些资源和支持？

5. 你能获得这些资源吗？

6. 现在你已经回答了这些问题，并考虑了其他看待该情境的方式，这是否会改变你对该情境的想法和感受？

为什么有效：仔细思考我们的预测和恐惧的事情，然后找到切实可行的解决方案，这可以帮助我们更清晰、更现实地看待事物，弱化恐惧对抑郁症的刺激作用。

本章重点

- 消极思维是抑郁症的标志性症状，学会留意和识别消极思维是让我们感觉更好的第一步。

- 我们的感受通常来自关于自我、他人和世界的想法。

- 当我们意识到自己的想法时，作为抑郁症症状之一的消极情绪就开始变得更有意义了。

- 要想改变你的情绪，第一步就是识别情绪背后的想法。

- 我们的想法是我们处理个人经历的介质，但当对这些想法进行检视时，我们会发现它们往往是不准确的、无益的。

- 认知歪曲是助长抑郁发展的沃土，它维持着我们对自身、他人和周围世界错误和消极的信念。

- 练习识别自动思维的技巧，并思考其他更具平衡性的想法，是控制抑郁症症状的关键步骤。

第四章

改变内在信念

有些人发现，注意、挑战和改变消极思维足以帮助他们感觉更好，在生活中继续前行。另一些人则发现，认知重构有一定的帮助，但某些消极思维仍然存在，抗拒改变。这提示我们，这些令人烦恼的想法与我们没有意识到的潜在内在信念有关。内在信念是我们关于自身、他人、世界和未来的绝对化陈述，我们在童年时期获得了这些信念，并固执地将其应用于生活的各个领域。我们可以利用一些技巧来处理这些内在信念，这些技巧与挑战认知歪曲的策略非常相似。挑战并努力改变这些信念是 CBT 的另一个重要策略。

案例

马扬的家庭非常重视个人表现和成就。当她表现好时，父母会奖励她，而当她遭遇挫折或失败时，父母就很失望。她因获得的成就而得到赞扬和嘉奖，然而每个人都会经历的不可避免的失败和挫折，在她看来则是灾难性的或尴尬的。于是马扬认为，她必须一直做到完美才算"足够好"，她无法接受自己犯任何错误。

这种信念对马扬的高中和大学生活产生了巨大的影响。当她的朋友们花很多时间社交、做有趣的事情时，马扬则把她的大部分注意力放在了学习上。她经常在考试和做报告前过度准备，因为这样就不会有得低分的风险。在期末考试期间，她强迫自己熬夜学习，回家时总是筋疲力尽。所有的努力让她获得了她认为"好"的结果。她的成绩很好，但她并不知道除了好成绩之外自己还想要什么。毕业后，她陷入了困境，因为她有可能得到的工作似乎都"不够重要"。她很难接受——她的不懈努力竟然只能换来一个做毫无意义的工作的初级职位。

在重重压力之下，马扬在一家科技公司找到了一个营销助理的职位。对她来说，一切都是全新的，她感到不知所措。她的老板很好，也很支持她，但并没有给她太多指导，只是鼓励她"埋头苦干，边做边学"。她发现，这种缺乏组织性、缺乏反馈的模式对她来说很难适应，而且她担心自己无法给老板或同事留下好印象。当老板要求她在下次销售会议上做报告时，她花了数周时间做了过度的准备。会议当天，她压力很大，很紧张，忘记了报告中的一个重要部分。于是，她整个晚上都在责备自己，担心自己会丢了工作。

你的内在信念是什么

在第三章中，你学习了如何识别你的想法，以及如何判断它们在某个特定情境下的准确性和有效性。如果把这些经验应用到马扬的故事中，我们会发现，马扬认为如果她的报告不够完美，自己就会让老板失望，进而被辞退。我们已经知道，一旦她能识别自己的完美主义思维，她就可以发现更现实、更有益的看待情境的其他方法。

前文中已经强调过，思维会影响感受和行为，如果再深入一点，我们就会注意到，这些想法是由我们对自我、世界和他人的潜在信念决定的。这些内在信念往往是从我们的原生家庭、所属的社会，或者伴随我们成长的更广泛的文化背景中萌发的。因为内在信念如此严丝合缝地嵌在我们的生活和环境中，所以我们经常把信念误认为现实，而不是一个准确性和有效性都有待检验的个人化解读。

在第三章中，我鼓励你不要相信你的一切想法；在本章中，我将要求你不要相信你所相信的一切！就像想法一样，你的内在信念也可能是扭曲和片面的。我们的内在信念实际上是思维的根源，这就解释了为什么挑战消极自动思维会如此困难（Greenberger & Padesky，2016）。尽管如此，我们还是可以意识到这些根深蒂固的信念，并注意到它们在何时助长着我们的消极思维。因为内在信念的根系十分坚不可摧，所以很难用新的内在信念来取代已有的信念。

识别内在信念可能很棘手，因为这些信念对我们来说十分真实和熟悉。在生命中的大部分时间里，我们都抱持着这些未经检验的信念。内在信念是我们在童年时期为理解周围的人和世界而形成的解读或解释，是一种自然生存机制的产物。儿童用非黑即白思维来创造规则，将自己的经历分为"好"与"坏"、危险与安全。虽然这些信念确实曾伴随着我们长大，但当我们将其带入成年生活时，它们可能会成为问题。每当马扬取得的成绩不是"A"而是"B"或在游泳比赛中没有获得金牌时，她的父母都很失望。马扬开始相信，她的价值取决于在所有任务中的表现都超过平均水平的能力。

对小马扬来说，得出这样的结论非常合理，但作为一个成年人，她依旧认为那些僵化而简单的童年信念是正确的。不知为何，我们可以把圣诞老人留在童年，却让这些适应不良的内在信念一直跟随着我们长大。一个可能的原因是，儿童会发现否定圣诞老人存在的证据（比如，圣诞老人只吃爸爸最喜欢的饼干），而无法发现否定日益顽固的内在信念的证据，因为内在信念会在我们的原生家庭、所处文化和周围世界的影响下不断巩固加深。

我喜欢把内在信念看作一辆飞驰的快车，它是我们在童年时期制造的，可以驱动我们从童年驶向成年。作为成年人，我们不需要完全放弃这辆飞驰的快车，但我们确实应该停下来，看看它是由什么构成的，看看我们想留下其中的什么，又想在我们前行的旅途中丢弃什么。马扬能够认识到，她坚守的不切实际且完美主义的标准是无益的，甚至是不可能实现的，但她还是想要保持关于努力工作和追求卓越的信念。这种更务实、成熟的内在信念让她得以继续追求目标，同时对自己抱有更现实和富有同情心的期望。

有一个迹象可以帮助我们认识到自己何时在基于内在信念行动，那就是我们正在做非黑即白或者"全或无"的假设，比如"永远都不会有人爱我"或"人们总是让我失望"。这些信念没有给其他选项或更精准的视角留出余地。当你努力识别你的内在信念及其对思维的影响时，你最终的目标是找到更灵活、更复杂的替代信念。如果我们能在这些极端情况之间为其他可能性留出空间，我们就能朝着对自我、他人、世界和未来更现实的信念迈进。

你可以通过识别以下共同特征来发现内在信念：

- 通常是消极的；
- 是"全或无"或"非黑即白"的绝对化陈述；
- 被刻板地应用于大多数情况；
- 你对这种信念坚信不疑，错将其当成现实。

常见内在信念

对自我的信念：

- 我不配。
- 我一文不值。
- 我不可爱。
- 我不够好。
- 我不讨人喜欢。

- 我处理不好事情。

- 我总是把事情搞砸。

- 永远不会有人爱我。

- 我很脆弱。

- 我必须过度努力才能让自己安心。

对他人的信念：

- 别人很残忍。

- 别人不值得信任。

- 别人是危险的。

- 别人总是让我失望。

- 别人很苛刻，很挑剔。

- 别人只为自己着想。

- 别人不喜欢我。

- 别人都比我能干。

- 别人不理解我。

对世界的信念：

- 世界很可怕，很危险。

- 世界与我作对。

- 世界很严酷。

- 世界要求我时刻保持完美。

对未来的信念:

- 未来很黯淡。

- 未来很无望。

- 未来很可怕。

- 事情只会变得更糟。

策略：识别你的信念

有一种识别内在信念的技巧叫作"箭头向下"。第三章中我们学习了如何识别认知歪曲，"箭头向下"技巧从识别认知歪曲开始，提出一些问题，让你更深入地了解这些想法背后的内在信念。内在信念通常是用绝对、刻板的语言表述的，并使用"总是"或"从不"这样的词语。

我们将使用"箭头向下"这个技巧，循着你的自动思维找到内在信念。例如，马扬的认知歪曲是如果她无法完美地完成报告，老板就会深感失望并解雇她。下文中的"箭头向下"技巧，帮助马扬揭示了助长这种消极思维的潜在内在信念。

关于自我的内在信念："如果这是真的，对我而言意味着什么？"

情境：

马扬一夜未睡，对她的报告做了一些不必要的改动，

试图让它完美。

认知歪曲：

如果这次报告不完美，老板就会深感失望然后解雇我。

↓

如果这是真的，对我而言意味着什么？

我只有一直保持完美，才算足够好。

↓

如果这是真的，对我而言意味着什么？

无论我多么努力，我都不够好，

因为我不可能永远保持完美。

↓

如果这是真的，对我而言这意味着什么？

我不够好。

马扬跟随箭头，从特定情境和想法中找到一个绝对的内在信念（"我不够好"），这是她的抑郁症的核心问题。因为她毫不迟疑地相信这个内在信念，所以无论她在职场中多么努力地工作，取得多么大的进步，她都觉得自己有所欠缺，还是"不够好"。这种内在信念使她陷入了不断追求完美，然后觉得自己不够好的循环中，令人精疲力竭。当马扬能够识别出这个深深内化的信念时，她就能评估该信念是如何影响她的生活和工作方式的。

关于他人的内在信念："如果这是真的，对别人而言意味着什么？"

马扬也开始思考这种信念如何影响她关于他人的信念。她发现，在她的内在信念中，别人总是过于严厉和挑剔。关于他人的内在信念让她觉得，别人在严厉地评判她，即使实际上别人的态度可能是中立的，甚至对她印象很好。

"箭头向下"技巧也适用于马扬关于他人的信念。

认知歪曲：

如果这次报告不完美，老板就会深感失望然后解雇我。

如果这是真的，对别人而言意味着什么？

别人期待完美。

↓

如果这是真的，对别人而言意味着什么？

别人是苛刻、挑剔的，且不接纳我。

↓

如果这是真的，对别人而言意味着什么？

别人会拒绝我。

关于世界的内在信念："如果这是真的，对世界而言意味着什么？"

我们也可以使用"箭头向下"技巧，从自动思维追踪到我们关于世界的内在信念。马扬发现，在她关于世界的内在信念里，世界的要求极高且不可理喻。关于世界的内在信念让她认为，如果她无法完美地完成报告，她就会被解雇。

"箭头向下"技巧同样可以用来识别我们对世界的内在信念。在识别关于世界的内在信念时，我们不会去问这些想法对自我或别人而言意味着什么，而是会问这些想法对我们的世界观意味着什么。

认知歪曲：

如果这次报告不完美，老板就会深感失望然后解雇我。

↓

如果这是真的，对世界而言意味着什么？

世界期望凡事尽善尽美。

↓

如果这是真的，对世界而言意味着什么？

世界对我们要求极高且不可理喻。

↓

如果这是真的，对世界而言意味着什么？

世界挑剔且无情。

为什么有效：你可以使用该技巧来更好地理解问题思维背后的内在信念。当我们意识到这些绝对的、不可动摇的信念对我们的世界观的影响及其运作方式时，我们就能问问自己，是否想让内在信念决定我们看待世界的方式。

策略：走出"如果 / 那么"陷阱

内在信念通常以"如果 / 那么"的方式来表达，然后我们会据此做出预测。这就会造成问题，因为我们会基于这些预测来计划和行动。这些过于笼统的"规则"常常阻碍我们对生活目标和价值的追求。

留意我们何时会对情境做出"如果/那么"的假设，这可以让我们以另一种方式知道扭曲的内在信念何时影响了思维。例如，马扬陷入了一个"如果/那么"陷阱："如果我犯错，我就是一个失败者。"这种陷阱让马扬不敢尝试新的或有挑战性的事，或者是不敢冒险，因为她可能会犯错。

常见的"如果/那么"陷阱包括：

□ 如果没有人爱我，那么我就不会幸福。

□ 如果我惹恼了别人，那么他们就会拒绝我。

□ 如果我不同意别人的意见，那么他们就会伤害我。

□ 如果我犯了错，那么我就是一个失败者。

□ 如果我不能将一件事做到完美，那么我就根本不应该做这件事。

□ 如果我放弃了严格的标准，那么我将永远做不好任何事情。

□ 如果某人在某方面比我强，那么这就意味着他比我好。

□ 如果我说了蠢话，那么人们就会认为我很傻。

□ 如果有人不喜欢我，那么就是我有问题。

□ 如果我寻求帮助，那么人们就会知道我很软弱。

□ 如果我允许自己感受情绪，那么我将完全失去控制。

□ 如果我让别人帮助我，那么我将完全失去自主权。

请注意你是否有过这些感受，并思考除了上述常见陷阱外，你是否陷入了其他"如果/那么"陷阱。

为什么有效： 人人都会陷入"如果/那么"陷阱。大脑的"恐惧中心"会试图将思维简化为最简单的形式。当我们相信这些简单的规则，并选择以限制自身的方式行动时，这些规则就会变得有问题。意识到自己何时会陷入"如果/那么"陷阱，可以帮助我们做出更健康的决定。

改变你的信念

就像消极自动思维一样，在我们识别出消极内在信念后，认知行为疗法能提供许多挑战和改变内在信念的工具。内在信念很强大，因为它们是我们对自我、他人、世界和未来的固执且极端的信念。这些信念将我们禁锢在过于简单的"全或无""如果/那么"思维中，让我们忽视了其他可能的结果。接下来要讨论的策略，可以帮助你发现更复杂、更平衡的替代信念，让你得以考虑更广泛的可能结果，形成多种多样的期望。我们过去持有的内在信念是小时候形成的，因此这种过于简单的思维是可以理解的，但现在我们是成年人了，能够以更灵活和精准的方式看待事物。

内在信念就像一个小小的相机取景框，我们可以用有限的视野看到一棵树，但无法看到整片森林。质疑和重塑内在信念让我们得以将有限视角转变为全景视角，从而了解更多细节和详情。

案例

阿德里安发现，在大多数情况下，挑战自己的思维都很有帮助，但他注意到，在与女朋友和朋友有关的情境中，这种技巧并不是很有用。他经常担心女朋友会发现他是一个多么失败的人，进而和他分手。他认为自己是个一塌糊涂的失败者，并且似乎无法挑战这种想法。当感到伤心或不安全时，他就会回避女朋友，这让他感到更加孤独、无助。尽管女朋友做了很多事、说了很多话来表达对他的爱，但阿德里安只关注她不关心他的证据。他的易怒和沉闷使他们的关系变得很紧张，他不与女朋友分享他的想法或感受。他的女朋友很困惑，感到被他拒之门外。

每当心情不好的时候，阿德里安就会无视朋友们的短信和电话，他认为他们不愿意和他说话，因为他很令人扫兴。于是朋友们给他打电话的次数逐渐减少，这让他更坚定地认为别人都不可靠，根本不关心自己。阿德里安没有意识到，他的内在信念是如何影响他看待生活的方式和他所做的决定的。

当他知道内在信念会让这些想法更强大、更有影响力后，他找到了几个根深蒂固的内在信念。阿德里安的父母在他5岁的时候离婚了，父亲离开了家，很少来看他。阿德里安认为父亲的离去是自己的错，认为自己"不讨人喜欢"，认为"别人都不可靠"。这些内在信念让他很难维系他非常珍视的友谊和恋爱关系，也影响了他对人际关系、他人和世界的看法，同时又使这些信念本身不断得到强化。他有过几段失败的感情，这些经历成了一种证据，让他深信那些关于自己和他人的信念。阿德里安意识到，他的内在信念包括："我永远找不到真正爱我的人""人们最终都会离开"。在意识到消极思维背后的信念后，他开始思考其他信念，让自己获得更多元的视角。

正如第三章所述，研究发现，对抗失调想法和信念的最有效的方法之一，是像科学家或法官那样质问："能证实或推翻这种信念的证据是什么？""有没有办法检验这种信念？"当你意识到这些刻板的规则，并理解支持和反对它们的证据时，你就可以开始思考更加复杂和精准的看待情境的方式，这将让你带着更现实的期望继续前进。

策略：用证据挑战内在信念

选择一个影响到你当前生活和功能的内在信念或"如果/那么"陷阱，并完成以下问题。下面展示了阿德里安的回答示例。

待挑战的内在信念：

阿德里安：我永远找不到真正爱我的人。

问题1：你有多相信这个内在信念？（0表示完全不相信，10表示完全相信。）

阿德里安：9。

问题2：列出表明这个信念并非总是正确的证据和经历。

阿德里安：

1.我的女朋友几乎每天都对我说她真的很爱我。

2. 我的女朋友会做一些很浪漫的事情，每天早上都给我留纸条提醒我她在乎我。

3. 我的妈妈和祖父母真的很爱我。

4. 我高中时有个女朋友，她似乎也真的很在乎我。

5. 大学时我和室友关系很好，他多年来一直和我保持着联系。

6. 我和不少人约会过，其中一些人似乎想更多地了解我。

问题3：回顾与你的内在信念相悖的证据和经历。这些证据是如何改变你对于内在信念的信任度的？

阿德里安：仔细想想，我的大多数恋情都是因为我不相信对方真的在乎我而结束的，而不是因为她们没有说过她们在乎我。我想，之前这种信念对我来说似乎更像事实，比如我会想："她当然不爱我，何苦继续下去呢？"现在我意识到，这可能不是真的，也许她真的在乎我，但当时我很难相信，因为内在信念阻碍了我。挑战这种信念将在女朋友告诉我我对她有多重要时，让我真的听进去她的话。

问题4：你现在有多相信这个内在信念？（0表示完全不相信，10表示完全相信。）

阿德里安：5。

问题5：基于这些证据，你能想出更准确、更具平衡性的内在信念吗？根据你对信念的信任度，给每一个新信念打分，并将分数标注在旁边。（0表示完全不相信，10表示完全相信。）

阿德里安：

- *不是每个人都爱我，但有些人还是爱我的。（7）*

- *我有时很讨人喜欢。（8）*

- *有些人真的很在乎我，只是我很难接受这个事实。（8）*

为什么有效： 大脑为了保证我们的安全而不断进化，自然而然地试图将我们的思维简化，使其遵循简单的、"全或无"的规则。通过识别原有的内在信念，并思考更准确、更有益的信念，我们实际上是在重新训练大脑，使它以更复杂、更贴切、更精细的方式来评估世界。

策略：用实验挑战内在信念和规则

有时，生活会给我们机会去检验我们自己制定的规则和信念，而不需要我们真的进行实验。例如，马扬相信如果她无法完美地完成报告，老板就会解雇她。实际上，当她在会议上做展示时，她犯了一些错误，但老板没有解雇她。老板甚至称赞了她报告中的几个部分，并就下次如何改进提出了一些建议。这是生活中的真实情境，马扬可以利用这种机会来收集推翻内在信念的证据。

我们也可以通过实验来测试基于信念构建的规则的有效性。这被称为行为实验，是 CBT 的核心技巧之一。下面我将展示如何通过进行行为实验来测试内在信念。

第一步：选择一个你曾深信不疑的"如果 / 那么"陷阱，或选择一个你想要测试的信念。

阿德里安：如果我在对和女朋友的关系感到不安时告诉她，那么她会看不起我，或者想和我分手。

你现在有多相信这个内在信念？（0 表示完全不相信，10 表示完全相信。）

阿德里安：7。

第二步：思考可以让你测试这个信念的有效性的行为。

阿德里安：当我对和女朋友的关系感到不安时，我可以告诉她我的感受，并问她在我告诉她之后，她是否对我有不同的看法。

第三步：如果你采用了你在第二步中想到的行为，你预计会发生什么？

阿德里安：她一开始可能会表示理解，但听到我表达对这段关系的不安全感时，她会感到厌倦。

第四步：通过完成任务并收集有关结果来进行实验。

阿德里安：

- 情境 1：她告诉我她爱我，希望我在没有安全感的时候能告诉她。我们度过了一个非常愉快的下午。

- 情境 2：当听到我以为她想和我分手时，她很惊讶。她告诉我她对我们的关系很认真。

- 情境 3：她告诉我，当我有这些感受的时候，一定要告诉她，这样她就可以安慰我，让我感觉好一些。

第五步：比较你的预期和实验结果。

阿德里安：一开始真的很难，我对女朋友的反应感到惊讶，但这让我觉得和她更亲近了，这也改善了我们的沟通。现在我感到更有信心了，因为事实证明，我的恐惧和预期与现实不符。

为什么有效：我们已经讲过，大脑会试图将事物过度简化，创建易于应用的僵化规则来预测结果，但幸运的是，大脑也能以更加复杂和有益的方式来处理信息。收集证据来支持或否定我们的想法和信念，是我们挑战僵化想法和信念，开拓出更复杂和精准的视角的方式之一。

本章重点

- 想法是由我们对自我、世界和他人的潜在信念决定的。

- 我们的内在信念系统就像植物的根系，会滋生许多使抑郁症得以延续的认知歪曲。

- 因为内在信念是如此严丝合缝地嵌在我们的生活和环境中，所以我们经常把信念误认为现实，而不是一个准确性和有效性有待检验的个人化解读。

- 有一个迹象可以帮助我们认识到自己何时在基于内在信念行动，那就是我们正在做非黑即白或"全或无"的假设，比如"永远都不会有人爱我"或"别人总是让我失望"。

- 我们的目标是找到更加灵活和复杂的替代信念。

- 我们可以使用"箭头向下"技巧，循着自动思维找到我们的内在信念。

- 有时，我们会将内在信念转化为僵化的规则，并据此做出预测。

- 收集证据来支持或否定我们的想法和信念，是我们挑战僵化想法和信念，开拓出更复杂和精准的视角的方式之一。

第三部分

与感受建立联系

前几章讨论了影响抑郁症的想法和信念,但大多数人读这本书可能是因为自己的不良感受。大多数人寻求心理治疗的原因都是希望摆脱讨厌的、痛苦的感受。抑郁时,我们常常会经历悲伤、绝望、易怒、内疚和羞愧等情绪,这些情绪非常强烈,让我们感到不堪一击。第三部分将提供关键的 CBT 技巧和策略,来管理类似的情绪体验。我们还将学习一些有用的正念技巧,这些技巧对于情绪调节和培养内在平和感至关重要。

第五章

处理情绪

消极情绪是人类体验中不可避免的一部分，也是我们与抑郁症斗争的核心，但有一些方法可以让我们停止与情绪做斗争，并开始以一种更健康的方式与情绪建立联系。本章将聚焦于三个处理情绪的 CBT 技巧：第一，用清晰、精确的词语描述自身情绪；第二，学习情绪如何影响我们的思维和行为；第三，辨别对情绪体验的被动反应和主动回应。我们不能摆脱情绪，但可以学习相关概念、技能和策略，从而能够以不同的方式与情绪建立联系。

案例

从记事起，阿迪亚就知道她想成为一名母亲。她在一个大家庭里长大，很喜欢孩子。但是她没有预料到，在家照顾刚出生的宝宝会让她感到如此困难和心力交瘁。宝宝需要持续不断的喂养和照顾，这让她感到精疲力竭、不堪重负。她发现这段时间是如此艰难，对此她感到羞愧。她的母亲和姐妹们曾向她保证，生孩子将是她"有生以来最棒的经历"，但她从未感到如此不知所措、难以应对。两周后，她的丈夫不得不重返工作岗位，这让她感到更加疲惫和孤独。丈夫可以去上班，而她必须待在家里照顾他们刚出生的女儿，她对此很不满。丈夫回家后，她会变得烦躁易怒，甚至因为丈夫让她和朋友出去玩或小睡片刻而指责他。当丈夫要去上班时，阿迪亚却会哭泣，她感到孤独，渴望得到一些解脱。

认识情绪

情绪渲染着生活的每时每刻。从早上醒来的那一刻起，我们对生活就充满了各种情绪反应。也许我们一觉醒来，看到阳光灿烂，便感到很开心；也许我们会因想起当天晚些时候要做的重要演讲而感到担心。我们的情绪是由想法和所处情境定义的，这些情绪会影响我们对想法和情境的处理。如果感到快乐和满足，我们可能会面带微笑地钻进被窝，在床上多享受几分钟（见图 5.1）；如果担心工作中没有完成的项目，我们可能就会迅速跳下床，快速冲个澡（见图 5.2）。

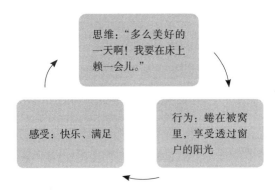

图 5.1　CBT 模型：感受和思维如何影响行为（一）

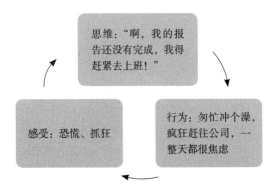

图 5.2　CBT 模型：感受和思维如何影响行为（二）

情绪为我们的选择提供依据，并激励我们采取行动。尽管情绪在生活中扮演着至关重要的角色，但大多数人都花了很多时间试图回避情绪。事实上，我猜你翻开这本书的原因之一，就是你不想经历现在的感受。

人们来找我治疗的最常见的原因，是他们想摆脱当下的感受。谁不想摆脱悲伤、无望、无助、烦躁、愤怒、内疚、恐惧和绝望等情绪呢？这些是任何人都不想拥有的情绪，却是所有人在一生中都会经历的。因为我们认为这些情绪是消极的，所以我们对它们的反应就像对其他不利事物一样，试图回避。可悲的是，这终将产生相反的效果。逃避只会增加消极情绪的强度，导致我们陷入难以打破的恶性循环。

大脑在进化中学会了回避那些它认为危险或不愉快的事物。我们本能的防御系统对危险情境可能做出三种反应：战斗、逃跑或僵住。这使得动物和人类能够在危险的世界中进化和繁衍。

兔子看到狐狸时会跑开（逃跑）；如果狐狸追上它，它就会倒在地上装死（僵住）；如果攻击者不太危险，兔子也可能选择战斗。当人类生活的世界充满了真实的生命威胁时，这种恐惧系统便是让我们得以生存的有效方式。在今天的生活中，我们很少会面临灰熊之类的重大威胁，但大脑仍然会对危险情境做出相同的战斗、逃跑或僵住反应。当我们用生存本能来应对社会和情感威胁时，问题就会产生。通过逃跑和躲藏来躲避捕食者，这完全说得通，但如果我们在面临情绪威胁时也做出同样的反应呢？我们有很多方法来避免危险或痛苦的情绪——我们可能会吃药、喝酒、回避新的社交场合，或不愿在关系中冒险。这些回避策略可能会在短期内消除不适感，但随着时间的推移，回避会使问题恶化。

了解恐惧系统及其如何增强我们回避不利体验的倾向，有助于我们理解我们为何会自然而然地做出回避行为。我们不是因为软弱而回避消极情绪体验，而是因为我们天生如此。在某些情况下，回避仍然是有效的，比如下雨时打伞就是一种有效的回避方式。但若因为担心老板生气而不接他的电话，就不是一种有效的回避方式。

认知行为疗法能帮助我们学会如何避免回避行为，直面生活带给我们的不适感。学会识别大脑何时将不适感视为危险来做出反应，有助于我们以不同的方式处理情绪。不适感是每个人生活的一部分，事实上，它往往是一把衡量丰富而充实的生活的量尺。当我们挑战自己、追求重要的事物时，我们不可避免地会经历压力和挑战。要学会接纳这种不适感，并将其作为有意义的生活的一部分，这在改变你与情绪建立联系的方式时是非常重要的一步。

在我们的情绪入门课程中，教授的第一个技巧就是识别情绪并为其命名。这可能比你想象的要难。我们通常会把情绪简单地分为坏的和好的，我们想要拥有更多好情绪、更少坏情绪，这是很正常的。尽管如此，确实有数百个词语可以描述我们的情绪体验。了解了更广泛的情绪词汇后，我们就能超越非黑即白的情绪体验。我们可以学着去体验情绪世界的丰富性和复杂性，而不是让情绪驱动我们的行动或体验（Prinze，2004；Storm & Storm，1987）。

近期关于情绪的研究发现，如果能够识别并给情绪命名，我们就能改变自己体验这些情绪的方式。研究还发现，通过增加情绪词汇量，或增加用来描述各种情绪体验的词汇量，可以提高我们更灵活地对情绪做出回应的能力。请浏览本章后面的"情绪／感受词汇"表格（第88页）中的情绪词语。表格的第一列列出了大多数人都会表达和体验的核心情绪，这些情绪已经得到了研究证实。当人们能够用更精确的词语（如表格第二列所示）来思考和标记自己的情绪时，他们就能够更有效地调节及回应这些情绪。

第二个技巧是认识这些情绪对我们的感受、行为和思维的影响。通过释放情绪，并将情绪与所处情境和消极思维联系起来，阿迪亚能够开始以一种新的方式行动，这让她得以扭转局面。例如，她问姐姐是否可以更多地过来帮忙照顾宝宝，她还加入了一个新手妈妈小组，以获得其他有同样经历的妈妈的支持。

案例

阿迪亚最初来找我的时候，无法描述自己的感受。她坐在椅子上轻声哭泣，说自己只是感到"麻木"或"什么都感觉不到"。当我告诉她，有时麻木是为了回避感受时，她耸了耸肩，然后倒在了椅子上。随着时间的推移，阿迪亚能够更深入地看待这个问题，并认识到由自己面临的挑战引发的情绪。阿迪亚意识到，作为一个要照料爱哭闹的宝宝的新手母亲，她感受到的核心情绪是悲伤、紧张和愤怒。当她更深入地探索自己的情绪时，她意识到自己感到受伤和孤独，以及内疚（因为别人告诉她，这"应该是她生命中最美妙的时光"）。她还感到恼怒、怨恨，甚至有点儿嫉妒，因为她的丈夫整日在外工作，而她却待在家里照顾孩子。阿迪亚对消极情绪的最初反应是通过抑制和情绪麻木来回避它们（见图5.3）。当她能够意识到这种反应实际上让她的感受更糟时，她就可以开始思考其他应对方式，包括向治疗师和姐姐寻求建议，以及在丈夫下班回家后找点儿时间做自己的事（见图5.4）。

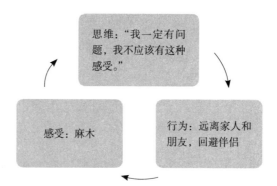

图5.3　CBT模型：消极思维—行为—感受循环

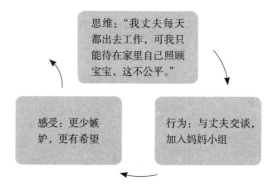

图5.4　CBT模型：改变行为，打破循环

如何调节情绪

大多数人选择读这本书，是因为他们拥有一些自己根本不想体验的情绪。这完全可以理解，但是世界上没有哪本书或哪个专家能够告诉你如何消除消极情绪。试图避免强烈的情绪，可能会使我们充分体验生活的能力衰退；而学会识别情绪，将情绪作为有意义的生活中不可避免的一部分，将让你在经历强烈或困难的情绪时也能继续前行。

我们花了很多时间和精力来回避消极情绪，保持积极情绪，但这些试图控制情绪体验的尝试往往是抑郁的根源。对情绪调节的研究发现了我们试图用来控制或改变情绪体验的诸多策略，通常，这些策略需要我们在被动反应和主动回应之间做出选择。当经历不好或不适的情绪时，我们的本能被动反应是回避这种情绪，而主动回应可能会是有意识地选择接近这种情绪体验。

面对消极情绪，阿迪亚的最初反应是通过抑制和情绪麻木来回避。当意识到这种反应实际上让她感觉更糟时，她就开始思考其他应对方式，包括向治疗师寻求建议，以及在丈夫下班回家后留点儿时间做自己的事。阿迪亚最终能够将回避行为转变为接近行为——这是管理抑郁症的关键技巧。

第三个技巧是从被动反应转变为主动对情绪体验做出回应。当我们冲动地用情绪驱动行动，没有丝毫犹豫也不考虑其他回应方式时，我们就是在做出被动反应。把这些冲动当作情绪体验不可避免的结果进而采取行动，会让我们陷入被动反应的循环：生气时，我们大肆宣泄；悲伤时，我们畏缩不前；无力时，我们前功尽弃。这与前文提及的恐惧系统有关，这是一种在危机四伏的世界中为让我们保全自身而进化出的机制。通过穿上夹克或生火来应对寒冷，是一种适应性反应，但当我们将这些简单的规则用于情绪体验时就不一定具有适应性了。用情绪回避策略（如喝酒或暂停社交）来应对不好的情绪体验，并不是一种有效的回避方式。这就是为什么我们必须认识到，虽然大脑可能会凭本能做出反应，但我们要能够意识到这种冲动，且不被它所驱使。当能做到这一点时，我们就能够思考其他回应方式。与其不假思索地做出即时、习惯性的被动反应，不如停下来主动做出回应，这样我们就可以有意识地选择如何继续前行。

案例

阿迪亚很难识别自己的情绪，也难以根据它们来理解自己的需求。当她能够更准确地标记自己的情绪时，她就能够与丈夫沟通，告诉丈夫她需要什么。阿迪亚无法马上就做到这一点，但她需要知道，当她根据自己的情绪冲动做出被动反应时，事情往往会变得更糟。丈夫下班回家后，她常常感到疲惫和烦躁。当丈夫没有立即抱起宝宝，并问她需要什么时，她就会避开他，独自一人闷不作声。这让丈夫感到困惑和沮丧，所以他经常让她一个人待着，而这正是她不想要的。阿迪亚必须学会停下来观照自己，这样她才能以更有效的方式做出回应，比如让丈夫照顾宝宝一小时，她自己小憩片刻或锻炼一下。

策略：标记情绪

有些人很难准确描述他们的情绪。该策略将帮助大家为自己的感受命名，并认识到它们会如何影响你的生活。我们知道，感受是我们的处境和 / 或我们对当前情境思考的结果，因此识别情境和想法可以帮助我们探索情绪。

请找出一种让你感到特别沮丧或低落的情境，并在表5.1 中找到合适的描述性词语（Drummond，2020）。对感受表达得越具体越好。

表5.1 情绪/感受词汇

核心情绪	更精确的情绪
快乐	满足、乐观、高兴、称心、欣慰、满意、平静、快活、着迷、容光焕发、轻快、愉快、满怀希望、自豪、欢喜、无忧无虑、积极向上、幸福、兴奋、开心
悲伤	被忽视、不完整感、羞愧、绝望、郁闷、虚弱、不开心、失望、阴郁、担忧、疏离、破碎、无力、无望、崩溃、空虚、挫败、遗憾、内疚、孤独
爱	崇拜、渴望、依恋、温柔、珍惜、慈悲、忠实、溺爱、深情、钦佩、憧憬、热爱、迷恋、热情、吸引、信任、安全、满意、浪漫、多愁善感、欣快
愤怒	烦躁、暴躁、不耐烦、发火、愤恨、愠怒、焦躁、易怒、生气、厌烦、好斗、嫉妒、激愤、不高兴、忌妒、狂怒、怒火中烧、怀恨在心
惊讶	震惊、吃惊、感动、克服、困惑、触动、惊异、敬畏、打动、惊愕、兴奋
恐惧	焦虑、紧张、忧虑、害怕、不安、谨慎、犹豫、逃避、害羞、胆怯、警惕、担心、惊慌、防御、坐立不安、恐慌、易受惊、受威胁

下表展示了阿迪亚的选择：

表5.2 阿迪亚的情绪/感受描述

情境	核心情绪（从上表左栏中选择）	更精确的情绪（从上表右栏中选择）
阿迪亚：我丈夫外出工作，留我一人独自在家照顾宝宝	恐惧、惊讶、爱	愤恨、被抛弃、溺爱（John & Gross，2004）

为什么有效： 近期的研究表明，如果我们能够用更复杂、更精确的词语来标记我们的情绪，我们就能更有效地调节这些情绪。增加相关词汇量、使用更精确的情绪词汇，可以让大脑摆脱过于简单的、非黑即白的情绪表达（例如，好与坏、悲伤与快乐），使我们能够做出更加精准的回应。

情绪调节策略

研究人员已经确定了 4 种主要策略，可用于增强我们在痛苦情境下调节情绪反应的能力。这 4 种策略可以用 TANS 来表示，它们分别是：

- 认知重构（Thought restructuring）；
- 接纳（Acceptance）；
- 正常化（Normalizing）；
- 自我关怀（Self-compassion）。

这些策略使我们能够接近而不是回避不好的感受。当你在痛苦中挣扎时，可以利用以下情绪调节策略并思考相应问题，看看是否能让你以不同的方式来对待这些体验。

认知重构： 在第四章和第五章中，我们练习了通过收集证据来挑战消极自动思维和内在信念的策略，认知重构与这些策略非常相似。如果我们能够在面对情境时后退一步，思考一下我们对该情境的想法是否准确、有益，我们就很可能会改变对该情境的感受。

思考问题：你对该情境的想法是准确的或有益的吗？有没有其他更准确或更有益的视角？

接纳："接纳"是回避的反义词。我们的大脑会本能地对不好的经历做出回避反应，接纳则意味着选择做与之相反的事，并为新的体验腾出空间。这样一来，我们能够认识到自己的情绪及其可能带给我们的信息。接纳也让我们知道，我们可以容忍情绪体验，无论它们有多令人痛苦。当我们抵制和回避情绪体验时，我们只会让这些感受更持久、更强烈。有时候，我们越抵制，情绪就越容易延续。人们有时会错误地认为接纳意味着退让，或者放弃改善；但接纳其实意味着在解决问题的过程中，人要接受真实的现状。

思考问题：如果你能接受当下的体验和情绪，情况会有什么不同吗？如果你能为情绪和体验腾出空间，你能以另一种方式前行吗？

正常化：正常化包括认识到困难情绪和体验是人类经历的一部分。所有人都会经历丧失、失败、挫折和逆境，这并非因为软弱，而正因为我们是人。如果我们在生活、在工作、在追求我们的目标或兴趣，这些事就无法避免。

思考问题：这种事情是只会发生在你身上，还是大多数人在某些时候都会经历？例如，你邀请某人出去约会却被拒绝了，你认为这有可能发生在大多数人身上吗？这会如何改变你对该情境的感受？

自我关怀： 自我关怀是最难向抑郁症患者普及的概念之一。抑郁时，我们常常会陷入自我批评，认为自己软弱、懒惰、不讨人喜欢等等。我们因抑郁症而责备自己，认为这是我们的错。自我关怀要求我们以一种温和、不评判的视角来看待自身及所处情境，就像一个值得信赖的朋友那样。

思考问题：你是否曾因自己的处境而批评或评判自己？如果你的朋友发生类似的情况，你会对他说什么？为什么对自己说这些善意的话语很难？如果当时你能对自己说些安慰和鼓励的话，情况会有什么不同？

策略：情绪如何影响生活

我们已经了解了我们为什么会有情绪，知道了意识到对情绪的常见反应可以帮助我们选择更健康的应对方式，以及试图控制和回避情绪的做法往往会让抑郁症更严重。在这个练习中，我们将把这些理念应用到日常生活中。在接下来的几天里，请留意会触发特别强烈的情绪的情境，然后思考下列以阿迪亚为例的引导问题。这将帮助你更多地了解哪些情绪对你来说尤其棘手，以及你会如何对这些情绪做出反应。这也将帮助你思考，下次遇到类似情况时你可以选择哪些应对方法。

情境：

阿迪亚：丈夫下班回家后，没有提出照顾宝宝一会儿，好让我休息一下。

情绪：

愤怒、沮丧、受伤、不堪重负。

冲动：

冲他大吼大叫，告诉他他太自私了。

阿迪亚想：回避、退缩、疏离、拒绝、推开、躲藏、放弃、不作为、攻击。

真实反应：

阿迪亚：我没有对他大喊大叫，因为我不想让宝宝难过。我在厨房里忙碌，发出很大的声响，当他问我怎么了时，我不想和他说话。他生气了，就去看电视了，这让我感到更加沮丧和孤独。

问题 1：这是一种接近行为还是回避行为？

阿迪亚：回避行为。最后我确实感觉更糟了。后来我们和好了，但这毁了我们的夜晚，因为我无法说出我的需求。

问题 2：你有没有使用 TANS 策略（认知重构、接纳、正常化、自我关怀）中的任何一种？

阿迪亚：没有。

问题 3：如果再经历一次这种情境，你会采用不同的做法吗？如果你使用了任意一种 TANS 情绪调节策略，情况会有什么不同？

阿迪亚：我会努力识别我的感受，在丈夫下班回家后，告诉他我需要什么（而不是期待他能知道我的需求）。

为什么有效：意识到我们对困难情绪的冲动和反应，以及被冲动反应驱使的后果，有助于我们认识到何时需要暂停，并使用情绪调节策略，帮助我们以更巧妙的方式做出回应。

策略：停止让情绪反应驱动行为

STOP 这一策略可以帮助你对难以忍受的情绪体验做出主动回应，而不是被动反应。这个简单的练习可以让你暂停下来，深呼吸，观察当下的情境和你的感受，然后更慎重地做出回应（Drucker，1954）。STOP 策略即：

- S（Stop）：暂停一下；
- T（Take a breath）：深呼吸；
- O（Observe the situation as it is without judgment）：不加评判地观察当前情境；
- P（Proceed with a response you choose）：选择一种方式做出回应。

请想一想，在某种情境下，你是否会做出被动反应，而非主动回应？比如，在开车上班的路上，你在收费站对插队的人狂按喇叭，大吼大叫。这时，如果你使用了 STOP 策略，情况会有什么不同呢？也许你会停下来，深呼吸，注意到那个人其实和你一样急着去上班，又或许他今天过得很糟糕，于是你没有按喇叭，而是让他驶向收费站。

请回想一件最近或从前发生的让你感到非常痛苦的事，或者回想一种情境，在该情境中你以紧张或消极的方式做出了反应——也许是当你对你爱的人发火，或者对某种情境反应过度的时候。请思考以下问题：

1. 具体情境如何？（什么人、什么事、在哪里、什么时候发生的）

2. 你是如何反应的？

3. 这是一种回避反应吗？

4. 这次经历的结果如何？

5. 如果你在做出反应之前使用了 STOP 技巧，情况会有什么不同？

6. 如果你对这种情境做出主动回应，而不是被动反应，情况会有什么改变？

请试着在日常生活中使用 STOP 技巧。当你即将被动地对情境做出反应，而不是主动回应时，STOP 技巧能帮助你意识到这种迹象。有些人发现，当处于被动反应状态时，他们会心跳加速、咬紧牙关或满脸通红。有时，你会发现在自己所处的情境中，你可以选择使用 STOP 技巧，而不是以一种你可能会后悔的方式做出反应，请试着去留意这些时刻。我们越多地练习这些技巧，它们就越容易成为一种习惯。

为什么有效： 这项练习如此有效的原因有很多。研究表明，一旦从情境中跳脱出几秒，我们就能拓宽视野，更清晰地前进。深呼吸可以让大脑和身体的反应模式转换到一种更平静的状态，让我们主动做出回应而不是被动反应。

本章重点

- 大多数人寻求心理帮助或心理治疗，是因为想摆脱讨厌的、痛苦的感受。

- 抑郁时，我们常常会经历悲伤、绝望、易怒、内疚和羞愧等情绪。

- 我们花了很多时间和精力来回避消极情绪、保持积极情绪。这些试图控制情绪体验的尝试往往是抑郁的根源。

- 逃避只会增加我们消极情绪的强度，导致我们陷入难以打破的恶性循环。

- 当经历不好或不适的情绪时，我们的本能被动反应是回避这种情绪，而主动回应可能会是有意识地选择接近这种情绪体验。

- 只有通过有意识地选择去体验消极情绪，我们才能知道，我们远比自己想象的更能忍受消极情绪。

- 练习 4 种情绪调节策略（TANS）可以帮助我们从被动反应转向主动回应。

第六章

正　念

　　正念对人类来说是一种自然的存在状态，但现代生活让人们越来越难以进入这种状态。你能回忆起上一次你全身心地沉浸在当下，既不反思过去，也不担忧未来是什么时候吗？这正是正念的基础。本章将通过几个练习，带领你体验正念时刻，我也建议你把正念练习作为摆脱抑郁症的方式之一。

案例

　　迪利普是一个忠诚的丈夫、父亲和儿科医生，为了应对繁忙的生活对他提出的各种要求，他工作非常努力。他热爱自己的家庭和工作，但他不明白，为什么他对自己的生活和成就从未感到幸福或满足。在一天结束时，他会躺在床上，想着他没有完成的事和第二天需要做的事。他的自尊源于始终完美地扮演所有角色，因此当某些事情不可避免地出错时，他会为"愚蠢的错误"和自己的轻率而无情地责备自己。他把所有的时间、精力和注意力都花在照顾他人和避免犯错上，几乎没有时间和所爱之人待在一起，也没有时间思考他所做的一切到底是为了什么。

活在当下

"正念"在我们的文化中已经成为一个流行词，但它真正的意思是什么呢？我在工作中注意到，人们对"正念"这个词的反应，往往正是正念练习所针对的阻抗和评判。很多人会翻白眼，说他们不喜欢这种虚无缥缈的东西，或者说正念很无聊，又或者说自己没有时间，因为他们有更重要的事情要做。我经常听人说他们尝试过冥想，但没什么效果，或者自己练不好。你有过上述想法吗？还有其他让你拒绝尝试正念练习的理由吗？

当我把正念练习作为抑郁症的认知行为疗法的一部分来教授时，有些人会措手不及，因为他们认为 CBT 是经过科学验证的治疗方法（确实如此）。他们惊讶地发现，越来越多的实证证据都支持使用正念技巧来提高心理灵活性和情绪调节能力。研究已经证实，正念练习可以显著改善抑郁、焦虑、失眠等问题，提高整体生活满意度。

基础的正念练习并非虚无缥缈，正念只是呼唤人们活在当下而已。正念练习可以教会我们如何将意识集中在当下，带着善意和好奇心，不做任何评判；正念练习可以帮助我们培养专注于当下的能力，而不是把自己困于头脑中，走不出自己对事情发展的期待；正念练习要求我们坐下来，去体会当下的感受，无论当前这一瞬间是困难的、愉快的还是乏味的。以上这些技巧，能让我们以灵活和慈悲的方式与情感世界建立联结。从这个意义上来说，虽然"正念"是一个相对较新的术语，但它包含来自古代哲学——如斯多葛学派——的实践和思想。正念为我们专注于当下、心怀目标地生活开辟了一条光明大道。

正念目前是 CBT 治疗方案（比如正念认知疗法）的重要组成部分。正念认知疗法是由 J.蒂斯代尔博士及其同事开发的一种专门治疗慢性抑郁症的方法。该疗法结合了正念练习和标准的认知行为治疗理念，如心理教育、认知重构和行为实验。虽然这些做法中的许多方面对于 CBT 来说都是全新的，但传统的 CBT 一直以来都强调，治疗中使用的技术要让个体能够关注和追踪自身的体验、想法和行为，并思考其他可替代的视角。

正念认知疗法认为，从为自身的体验建构意义到只是单纯地沉浸在体验中这一转变，对我们如何与自身体验建立联系有着深远的影响，对我们选择如何与情绪、思维和信仰建立联系亦是如此。正念意识和接纳要求我们认识到，我们经常给自身体验添加一层意义，这实际上扭曲和强化了这些体验。佛教早就对此做出了诠释：苦难 = 痛苦 × 抗拒。换句话说，只要人活在世上，痛苦就不可避免，但我们所经受的苦难，与我们对痛苦的抗拒有巨大的相关性。如果我们能够接纳和认可有意义的生活中必然存在痛苦和不适，我们就能在痛苦中忍耐、前行，甚至可能从痛苦的经历中获得成长（Kuyken，Watkins，Holden，et al.，2010）。

当我们对当前情绪做出评判、抵抗，反应剧烈地与之斗争时，我们就会把生活中不可避免的痛苦转化为更强烈、更持久的苦难。例如，我们可以好奇而不加评判地触摸、品尝、闻和观察一条凤尾鱼，然后注意到它是软的、咸的、呛人的、灰色的或黑色的；但如果我们用评判的目光来看待它，它就变成了毫无吸引力的、软烂的、臭烘烘的、难吃的、灰色的或黑色的糟粕！前一种立场让我们得以观察、描述，并原汁原味地去体验，而后一种立场让我们对体验进行评判和抵抗，因为我们自行添加了一层意义或故事，即凤尾鱼是恶心的、难闻的、不可口的。

我们经常尝试避免或改变经历，而不是顺其自然，这反而给自己制造了更多痛苦。这些努力通常会导致更多和更长久的情绪不适。当我们能够投入地活在现实生活中时，我们就能顺其自然地接纳事件和情绪的发生、发展，继续前行。这实际上是一个非常简单的概念：活在当下，不带任何评判，专注于当下的生活，接纳它原本的模样。

案例

迪利普所在的医院为员工开设了一门正念课程。迪利普认为这能帮助他更好地陪伴病人和家人。起初，他很难安静地坐着，也很难观察自己的呼吸、房间里的某个物体或身体里的感觉。大脑很快就会将他的尝试和感受评判为"浪费时间"，认为"他做得不对"或应该去做更重要的事。迪利普之前从未意识到他的内心世界是如此嘈杂，充满了自我批评和评判。现在他逐渐能意识到自己花了多少时间去反思过去已经发生的事情或未来可能发生的事情。当在正念课程和生活中专注于当下时，他有时能体验到一种平静和放松的感觉，并开始享受这种感觉。迪利普发现，他在工作中与同事和病人的互动更多了，在家时也更关心家人。活在当下、专注于自己的生活，让他更少去担心，更少进行徒劳无益的反思，而更多地关注对他来说真正重要的事。这并不意味着他可以一直活在当下——到了晚上，尤其是在工作很累的日子里，他还是会不由自主地琢磨工作。尽管如此，他还是继续坚持冥想，并练习他在课程中学到的正念技能。

策略：短暂冥想，正念呼吸

请在一天中找一个你能重新感受自己和当下的时间，花几分钟来尝试本练习。你在任何地方、任何时间都可以做本练习——办公桌旁、上下班的地铁上、在杂货店排队的时候，你只需要花几分钟时间重新感受呼吸和当下。关注呼吸能让我们将注意力转移到当下，转移到正在发生的事情上，转移到我们生命中最重要的体验——呼吸上。

将冥想做到完美并不是我们的目标，我们只需要对体验保持开放的态度和好奇心。人们对于冥想的一个常见误解是，冥想时应该停止思考。虽然，当头脑中那些无休止的嘈杂之音平息下来之后我们有可能会找到宁静的瞬间，但请牢记，大脑的职责就是思考，冥想时大脑最有可能做的事也是思考。关键在于，我们要成为心灵的见证人，不加评判，满怀慈悲。冥想是一种练习，我们练得越多，就越会从中受益。有些时候，我们可能会感到放松；有些时候，我们可能会被纷繁复杂的想法淹没。我们的目标是以接纳和好奇之心，去体会当下产生的任何想法或感受。

先以一个舒服的姿势坐下，闭上双眼，或让双眼保持微微睁开的状态。有时，轻轻地微笑可以帮助你提醒自己，这个练习是轻松的、好玩儿的、友好的。

有意识地坐直，觉察腿部与椅子的触碰，感受皮肤与空气的接触，留意房间里的声音。

请留意，当你坐着时，你正在呼吸。把注意力转向鼻子的轻微翕动、喉咙的轻微动弹和胸脯的轻微起伏，这些动作无须思考、无须努力。注意当空气进入鼻子、充满肺部，又被呼出时的感觉。吸气和呼气时，不要试图改变呼吸的速度，顺其自然。

注意胸部是如何在吸气时扩张和在呼气时收缩的。安静地坐着，保持专注，去感受空气进入体内时更凉、呼出时更暖的感觉。

留意其他感觉也是可以的——脖子的痛、喉咙的痒、外界的声音或者来自厨房的气味。不加评判地去留意它们，然后让注意力回到呼吸上。如果你的意识游离到某个想法、计划或担忧中，不需要把它推开。轻轻地让它离开，然后让意识再次回到呼吸上。

如果数数对你有帮助，你可以在每次呼吸时计数——吸气，呼气，数1；吸气，呼气，数2……一直数到10，然后再从1开始。

继续呼吸，注意5分钟左右的时候会发生什么，然后再让意识回到呼吸上。当你准备好了，轻轻地睁开眼睛，伸展双腿，感谢自己给了自己正念这个礼物，然后回到现实中。

策略：日常生活中的正念

正念练习可以帮助我们以不同的方式、在不同的环境中练习活在当下的意识。并不一定要在干净、清新的冥想室或令人敬畏的自然环境中静坐才能练习正念，事实上，在世俗的现实生活中练习正念，可以让我们认识到我们能容忍生活带给我们的一切，使我们得以接纳当下的自己，立足于当下的生活。

下面有一些简单的正念练习，你可以在一天中的任何时间，在任何地点练习。

练习 1：脚踏实地活在当下

在这一刻停下来，注意：

你看到的一个东西；

你听到的一种声音；

你闻到的一种气味；

你体会到的一种感受。

练习 2：这就是我正在经历的

你只需要在一天中的某一刻停下来，注意到你在哪里，你正在经历什么，然后说："这就是我正在经历的。"吸气，呼气。你做到了！你在忙碌的一天中抽出了用于正念的时间！每天这样做几次，就会对你对自己和生活的感受产生很大影响。连续尝试几天，看看你是否能留意到有什么不同。

练习 3：日常正念活动

选择一项你每天都做的事情，并以正念的方式来完成它。你可以选择任何事情——刷牙、洗碗、吃早餐、清扫厨房地板、淋浴、坐公交车去上班……请选择一项，试着以正念的方式沉浸其中两分钟。当你注意到任何平时因为太忙碌而没有注意到的小细节时，请对你的体验保持好奇。注意牙膏的味道，或者当你拿起吐司时面包屑是如何掉到盘子上的。也许你会注意到，当你坐在一个看报的人旁边时，他是如何微笑的。你会知道的。如果你注意到自己走神了，也不用担心，这只是另一件需要注意的事情。带着好奇心和善意，试着每天都这样做，坚持一周。

练习 4：正念行走

必须静坐才能保持正念的想法，经常让我们无法腾出时间进行正念练习。这种想法是不对的，正念行走就是利用步行时间来关注行走的体验。通常，在步行或锻炼时，我们会听音乐、播客或有声书，这要么是为了让任务变得更有趣，要么是为了让自己走神。当我们进行一项运动时，正念行走或正念锻炼能帮我们将注意力转向自身内在，而非关注外界。也许你可以选择在刚开始行走后的 2~5 分钟保持正念。当你步行时，注意脚下的地面感觉如何，注意往来车辆的声音，盛开的花朵的气味，或者阳光洒在脸上的感觉。你甚至可以在自己注意到这些的时候默默地为它们命名："喇叭声""茉莉花香""阳光"等等。试着在步行或锻炼时抽一段时间这样做，这能让一些你觉得需要将注意力集中在外界的体验，转变为让你关注内在感受并沉浸在当下的体验。

练习5：培养意识（冥想的替代选择）

我经常听到有人说"不会"或"不喜欢"冥想，这时，我通常会建议他们尝试一个替代练习［这是雷切尔·内奥米·雷门所著的《爷爷的祝福》(My Grandfather's Blessings)一书中的练习的改良版］。在睡觉前，找一个安静的地方，利用日记本或一张纸进行反思。回顾这一天，想一件让你感到惊讶的事情，把它写下来，思考它为什么让你惊讶。然后，想一件让你受到启发的事情，把它写下来，并描述原因。最后，想一件让你感动的事情，把它写下来，并描述原因。这个简单的练习给了我们机会，让我们去反思和欣赏那些看似平凡甚至糟糕的一天。每次做这个练习的时候，我都会对我想起的那些瞬间感到惊讶——如果没有这个短暂的反思，那些瞬间就会被遗忘。

管理情绪

正念练习可能会让你感觉更好、更放松，但这不是正念练习的唯一目标。在现实生活中那些不尽如人意的时刻练习正念，是正念技巧的一种更重要且更有影响力的应用方式。正念让我们能够在困难时刻，以接纳和自我关怀的心态专注于当下。练习正念的目标之一，是不管你正在经历何种感受，都要活在当下。

正如第五章所述，当我们将痛苦情绪视为危险时，大脑会自动做出回避和厌恶的反应。正念可以帮助我们从被动反应转变为主动回应。专注于当下的情绪体验，让我们得以意识到这种情绪，然后做出选择——是迫于情绪而冲动行事，还是以一种更有意识的方式做出回应。

我们的情绪体验就像多变的天气。我们不知道在生活中会出现什么样的情绪体验，但可以确定的是，无论我们做什么，这些体验最终都会改变和消失，被其他体验取而代之。接受我们的掌控能力是有限的，并允许情绪自然而然地出现、消失，这一过程让我们能够为正在获得的体验腾出接纳空间，而不是耗费全部精力来抵抗我们不想要的体验。如果你上网搜索"山间冥想"（mountain meditation）这个词，你会发现许多冥想引导语都会使用以下隐喻来引导听众：无论山间的天气如何变化，无论是狂风暴雨、天昏地暗，还是风和日丽，山峰依旧岿然不动地耸立着。

案例

迪利普在和同事打网球时弄伤了膝盖。他咨询了骨科医生，并按照理疗师的建议进行锻炼，但当他活动时，膝盖仍然很疼。他发现他很难长时间站着工作，回家时又累又烦。他为受伤责怪自己，并斥责自己的"粗心"和"愚蠢"，他认为自己就是因此受伤的。医生建议他进行物理治疗，但迪利普不愿意为了将就预约时间而错过更多工作。他的妻子说，他在家里更加消极被动，这强化了他认为自己是一个糟糕的丈夫和父亲的想法。他花了很多时间思考，如果他没有伤到膝盖情况会如何，以及自己怎么总是力不从心。

策略：4-7-8 呼吸法

4-7-8 呼吸法是由安德鲁·韦尔博士普及开来的一种呼吸方法，它基于一种古老的瑜伽练习——调息法。我发现，这是人们在日常生活中使用呼吸技巧来获得平静和调节情绪的最简单的方法之一。一开始，你可能想要在一个安静的地方，舒服地坐着或站着来练习该技巧。

首先，用鼻子深吸一口气，然后用嘴巴吐气，同时发出"呼"的声音。然后，用鼻子吸气，心中默数 4 个数（1~4）。屏住呼吸，心中默数 7 个数（1~7）。再用嘴呼气，心中默数 8 个数（1~8）。

再试一次：用鼻子吸气，默数 1~4，屏住呼吸，默数 1~7，用嘴呼气，默数 1~8。多试几次，你就能掌握窍门，而且会找到适合自己的节奏。如果你发现憋气的时候数到 7 很难，那就加快默数的速度，以便能够将呼吸的节奏保持在 4：7：8。这个练习你做多少遍都可以，一分钟或更长的时间都行。

在任何时间、任何地点都可以进行该练习。有些人发现，在感到压力或焦虑的时刻，该练习有助于让自己平静下来，而另一些人则发现，在睡前或夜间醒来时做该练习有助于入眠。每当我们需要用呼吸来集中注意力时，该方法对我们来说都是可行的。在办公桌前或坐车去上班时，你都可以练习 4-7-8 呼吸法。请把它纳入你的"正念工具箱"，这可以帮助你管理情绪。

策略：身体扫描

该策略是一种可以帮助你放松，与身体重新联结的短暂冥想。你可以多读几遍引导语，然后自己引导自己，或者从网上找一个类似的冥想引导音频。身体扫描随时都可以进行，坐着或站着都可以。有些人觉得该练习可以帮助自己在睡前平静下来。

先做几次深呼吸。注意气流是如何随着呼吸进出鼻孔的。

注意坐着或躺着的感觉，注意身体与椅子或垫子接触的部位。注意双脚的感觉，是热还是冷，紧张还是放松？

把注意力转移到腿上，注意双腿的感觉。当双腿放松时，你感到了重量还是压力？把注意力从腿部转移到臀部和背部。感觉如何？你注意到了什么？

现在把注意力转移到你的腹部和胃部。这两个部位有什么感觉？你的肚子是饱的还是空的？你的腹部会随着呼吸起伏吗？

随着呼吸，注意你的双臂和双手。如果你的手很紧张，请让它放松下来。

接下来，注意随着呼吸起伏的胸部。有紧绷感或其他感觉吗？你能随着呼吸让紧绷感慢慢消失吗？现在把注意力转移到肩膀，你注意到了什么？

现在把注意力转移到脖子上。你能让任何紧张感或紧绷感通过呼吸离开你的身体吗？注意你的下巴，有紧张感或紧绷感吗？当你将注意力转移到头部，然后再回到呼吸时，你能放松下来吗？

安静地休息，注意你全身的感觉。继续呼吸，注意你的呼吸。安静地休息，休息多久都行。

在做了几次这个简短的身体扫描练习后，你就会对整个流程足够熟悉，不再需要引导语了。你也可以延长练习身体扫描的时间，把它改造成适合自己的练习。有些人会发现，他们身体的某些部位特别紧张，那么他们就可以花更多的时间仔细检查那个部位。

本章重点

- 正念练习可以教会我们如何活在当下，带着善意，不做任何评判。

- 正念练习要求我们观照当下的感受，无论当前这一瞬间是困难的、愉快的还是乏味的。

- 这些技巧让我们以灵活和慈悲的方式与情感世界建立联结。

- 正念是目前 CBT 治疗方案（比如正念认知疗法）的重要组成部分。

- 正念可能会让你感觉更好、更放松，但这不是正念的唯一目标。

- 在现实生活中那些不尽如人意的时刻练习正念，能让我们无论拥有什么样的感受都活在当下。

- 正念无法改变我们的情绪，但它能改变我们与情绪建立联结的方式。

第四部分

改变行为

目标可以把我们引向我们看重的事，也是改变助长抑郁行为的必备工具。第七章将从你可以实现的小目标开始，练习设定目标。当你清晰地知道对你而言什么更重要，以及你想在生活中做出哪些改变时，你就能设定更大的目标，那是你愿意日复一日地为之努力的目标，你还能考虑实现目标的必要措施的利与弊。在第八章中，我们将分解实现这些目标所需的任务和行动，并创建行动计划。设置目标并制订行动计划是认知行为疗法治愈抑郁症的关键部分，它们可以让你以简单且切实可行的步骤改变生活。

第七章

以目标为导向

抑郁症会因经验性回避、社交戒断和拖延等行为而维持和延续。这就是为什么认知行为疗法在治疗抑郁症时强调设定目标，它能帮助你行动起来，开始选择一些行为和活动，这些活动将引导你重新关注给生活带来意义和目标的事情。本章将教你如何通过设定目标来挑战加重抑郁症的行为。

案例

对安托万来说，抑郁症是一种熟悉的体验。从高中开始，他就一直在与无价值感和绝望感做斗争。他已经找到了一种对他有点儿帮助的药物，并围绕他的生活做了一些治疗，但挫折还是会让他感到挫败和气馁。他开始相信他就是这样的人。安托万在一所幼儿园担任助教，最近的一次挫折发生在他刚刚升职的时候。当时，他被要求为年龄最小的 2~3 岁的孩子开设艺术和手工课程。虽然这对安托万来说是一个积累经验的机会，但他感到这件事的挑战性太大了，以至于无法着手设计课程。安托万担心他不能应对新职位的挑战，于是他越来越不想上班，还缺席员工会议，并总是担心自己会丢了工作，让上司失望。他为自己在明显无法胜任的情况下接受这个职位而感到内疚。他来找我时，已经几天没上班了，而且几乎无法走出家门。

设定目标

正如前文所述，我们最好将抑郁症看作你的行为造成的结果，而非你有什么问题。设定目标是一种帮助你走出抑郁的方法。每次设定并实现一个目标，就会有新的证据证明你有能力继续前行，度过困难时期。

有很多策略可以帮助我们充满动力，使目标更容易实现。只需要设定一个目标，就能增强你实现目标的动力和信心。记得使用我们之前练习过的自我关怀技巧来鼓励自己，并提醒自己，我们的目标是获得进步，而非表现完美。研究表明，仅需朝着目标迈出一小步，就能增强继续前进的决心和动力。人们常常认为，目标应该是雄心勃勃的宏大事业，实现目标需要彻底改变自己的生活。但是，不现实的期望会让人感到失望和气馁，进而忽视一个重要的事实：不积跬步，无以至千里。

首先，我们将专注于那些可以导向更大成果的小步骤。如果你已经好几年没去过健身房，也许你可以先迈出一小步，比如办一张健身房会员卡，或者打扫一下客房里的椭圆机并锻炼 10 分钟，而不是承诺每周去健身房 5 次。这些小目标更有可能最终带来你希望在生活中做出的长期改变。我们很容易忽视一点：如果你之前根本不锻炼，那么今天散步 10 分钟就是一个显著的飞跃！

当我们设定并完成一个目标时，我们就会获得对抗消极自动思维和内在信念的证据。万事开头难，但当你开始朝着一些切实的目标（针对生活中导致抑郁症的方方面面）努力时，你就会发现，引导你前行的是你自己，而不是抑郁症。如果你意识到抑郁症让你变得更加孤立，你可以制定一个目标——更经常地联系朋友和家人、加入冥想团体或俱乐部。如果你发现自己总因睡过头而上班迟到，你可以多设一个闹钟，或者让家人喊你按时起床。

让我们从一个你现在就愿意付诸实践的日常目标开始。这个目标可以很简单，比如每天早上整理床铺，给朋友发一条短信，或者在日记中写下三件令你感激的事。定好了每天的任务后，请确保你每天都记录下自己是否达成了目标，你可以用手机或日记来进行记录。每天完成一个小目标，可以让你开启设定目标的练习。如果有一天你没有达成目标，请不要气馁。挫折是正常的，它也提供了让你选择重新追求目标的机会。你只需要在第二天，怀着实现你为自己设定的目标的决心重新开始就可以了。

当设定并实现了这些小目标的任务之后，你就可以继续设定与你最看重的事物相关的生活目标。动机与我们对目标的关心程度直接相关，当反思那些赋予生活意义和目的的事物时，我们就能或多或少地缩小我们在生活中想要的东西的范围。例如，安托万非常关心他的工作，想要对班上孩子的生活产生影响。他的目标之一是每天都去上班，这样他就能频繁地与孩子们见面并满足他们的需求。

对于抑郁症患者而言，开始行动和维持动力是一项挑战。每个人都有很难为一项新任务或一个新目标开始行动的时候，但抑郁时，这尤其具有挑战性。如果你清楚地知道为什么这些目标对你很重要，你就能够朝着这些目标前进——不是因为你应该这样做，而是因为它们很重要。抑郁时，你可能会觉得萎靡不振是你的错，以为如果你能做所有人认为你应该做的事，你就不会这么痛苦了。这种无益的想法加重了抑郁症，让你更难开始执行计划。试着把"应该"转变成"可以"，这样你就能意识到，做出改变是一种选择，一种为了向前迈进而做出的选择。想想那些你一直告诉自己应该做的事，比如多锻炼或回复老朋友的邮件，试着把它们当成"我可以"而不是"我应该"。这看起来是一件小事，但语言是一种非常强大的工具，可以重塑我们对待任务的方式。这个小技巧，可以将任务从充满罪恶感的负担转变为自己做出的选择，因为这些目标或任务对你很重要。

案例

安托万幼时每年夏天都会参加夏令营。他喜欢野营，尤其喜欢在湖里游泳。长大一些后，他被允许和朋友一起游过整个湖泊，直到对岸的沙滩。沙滩边漂浮着一艘鲜红的救生筏，从湖的另一边可以清楚地看到。安托万发现，当他把脸浸在水里游向沙滩时，他会稍稍偏离路线。因此，他学会了定期停下来检查当前位置，并调整方向，重新朝红色救生筏游去。无论偏离路线多远，他总是可以停下来评估自己当前的情况，以重新定位。

策略：对你而言什么最重要

就像红色救生筏帮助安托万定位并到达他想到达的湖岸一样，我们的价值观也起着定向的作用。核心价值观可以帮助你决定你想在生活中做什么，并引导你朝着目标前进，即使有时你不可避免地偏离了轨道（Hayes et al., 2006）。如果你热爱工作，也许事业上的成就或领导力是你看重的核心价值；如果你喜欢生儿育女，也许照料和养育孩子是你看重的核心价值；如果你喜欢跑马拉松，也许耐力或自我提升是你看重的核心价值。

参照表 7.1，花点儿时间思考一下，你会如何给表中四个生活领域的重要性排序。看一看与每个领域相关的特质，留意哪些对你来说尤为重要。你也可能会想到其他特质，把这些特质写下来也许会有帮助，当你遇到困难或感到偏离方向时，可以把它们作为参考。

表 7.1　生活领域及相关特质

领域	特质
人际关系、家人和朋友	□ 照护 □ 社群 □ 领导力 □ 养育 □ 联结 □ 诚实 □ 可靠 □ 忠诚 □ 乐于助人 □ 乐于奉献 □ 其他:
健康、幸福和自我成长	□ 平衡 □ 和谐 □ 幸福 □ 力量 □ 耐力 □ 自我成长 □ 自立 □ 其他:
工作、家庭和学校	□ 表现优秀 □ 团队合作 □ 服务 □ 领导力 □ 知识 □ 好奇心 □ 精通 □ 成就 □ 其他:

领域	特质
创意和玩乐	□ 美 □ 想象力 □ 创造力 □ 开放性 □ 独立 □ 自由 □ 有趣 □ 好奇心 □ 其他：

现在，你已经确定了生活中对你而言最重要的领域，以及你想在这些领域中拥有的特质，那么就让我们试着创设与此一致的目标吧。如果你认为被家人和朋友信赖是你看重的特质，抑郁症会如何影响你的人际关系呢？抑郁症是否会导致你孤立自己，不能以你看重的方式陪伴所爱之人？如果想象力和好奇心是你看重的特质，抑郁症是如何阻止你在生活中发挥想象力和好奇心的呢？

你能想出一些有益的行动吗？这些行动应该让你朝着你看重的领域和特质努力。例如，安托万认为工作、家庭和学校领域最重要，他看重的有关这些领域的特质是好奇心和精通。他设置的一个能让他朝这些特质靠拢的目标是，调研他可以在课堂上教授的艺术项目。

哪些具体的目标能让你向自己最看重的领域中重要的特质靠拢?

为什么有效: 反思你的价值观以及对你来说重要的事,可以激励你朝着目标努力。这是改变助长抑郁症的行为的有力工具。

案例

安托万意识到,他想要实现的目标之一是调研并申请儿童早期发展的研究生项目。每当想到这个目标时,他就会对实现该目标可能涉及的众多任务感到不知所措,然后告诉自己,他不是"读研的料"。于是,我们用"SMART 原则"设定了一个目标,这一目标让他可以朝着目标努力而不会被压垮。第二周,安托万决心实现一个"SMART 目标":打电话给一个正在攻读心理学研究生学位的大学朋友,向她咨询她就读的项目。接下来的一周,安托万又想出了另一个具体的目标:给他的大学导师发邮件,告诉她他对读研的兴趣,并向她征求如何达成这个目标的建议。当安托万树立起对自己推进"SMART 目标"的信心时,我们开始制订一个更复杂的计划,大概列出了他需要采取的步骤,以实现在明年春季申请一些研究生项目的目标。

策略：创建 SMART 目标

"SMART"是一种常用的缩写，人们普遍认为它是乔治·T. 多兰提出的，用于创建明确的、可衡量的目标。SMART 原则有助于确保目标是：

S：具体的（Specific）；

M：可衡量的（Measurable）；

A：行动导向的（Action-oriented）；

R：相关的（Relevant）；

T：有时间限制的（Time-bound）。

你在确定想要达成的目标时，可以用 SMART 原则来帮助自己走出抑郁，走向更有意义和更有目的的生活。

回顾你在上个练习中提出的目标。选择一个目标，我们将使用 SMART 原则来进一步明确该目标。

具体的：这个目标是具体、切实的吗？你是否可以采用一些明确的步骤来达成该目标？

可衡量的：你能以一种切实的方式追踪你在该目标上的进展吗？

行动导向的：这个目标是否在你的能力范围之内，可以通过深思熟虑的行动来达成？这个目标可以通过努力和计划实现吗？

相关的：这个目标是否与你的核心价值一致？这个目标和你在生活中重视的事物相关吗？

有时间限制的：这个目标是有时间限制的且可衡量的吗？你能制订出针对该目标的时间安排，并追踪进展吗？

现在请重新考虑你的目标。它符合 SMART 原则的所有标准吗？如果不是，你需如何对目标做出改进，使之成为 SMART 目标？请使用 SMART 原则调整你的目标。

为什么有效： 制定 SMART 目标是一种将精力和努力集中在目标上的方法，这将对帮助你走出抑郁，走向更有意义和更有目的的生活产生巨大的影响。

摆脱困境

设定目标看似简单，但在通往目标的道路上，往往充满着我们无法预见的障碍和困难。如果能预知困境的存在，我们就不会在一些不可避免的情况下感到沮丧。你已经制定了SMART 目标，这能引导你朝着你认为重要的事物前进，因此，你已经有了一个好的开始。尽管如此，障碍依旧存在，我们可以思考一些会让我们陷入困境或偏离轨道的常见原因。

让我们陷入困境或偏离轨道的常见原因有：

感觉对于改变没有"准备好"：我们总是觉得只有完全"准备好"了才能开始。如果真的是这样，我们就永远无法开始了！如果你有这种感情用事的想法，请记住，你是通过行动前进的，而不是依靠感觉。面对新事物，抗拒是正常的且自然的反应，但你仍然掌握着做出回应的主动权，可以选择超越抗拒，继续前行。即使你觉得自己还没有准备好，你也可以做一些事情。通常，改变感受的第一步就是采取行动去改变行为。有勇气并不意味着不会恐惧，而是意味着即使在害怕的时候，我们仍然选择采取行动。

视挫折为失败：即使你制订了详细的计划，挫折也一定存在。当你把挫折误认为失败时，你就给了自己放弃的理由，然后为失败苛责自己。你需要预见到挫折的存在，当挫折出现时多给自己一些自我关怀，这能帮助你继续前进，而不是就此放弃。

低估任务的难度： 研究表明，人们往往会低估任务的难度，当任务比预期的更困难时，就感到灰心丧气。试着对任务的可能难度保持客观、现实的态度，并做好调整预期的准备。

因为看不到成果而过早放弃： 虽然保证 SMART 目标的可衡量性这一点很重要，但是我们也要预留出足够的时间，让成果慢慢显现出来。不要放弃，利用问题解决能力来思考可能发生的情况。你的预期客观吗？是否需要更多的时间才能看到成果？

在即将达成目标时自我妨碍： 最初我们害怕达不到目标，但当我们意识到自己已经接近目标时，可能也会有复杂的感受。有时，接近目标会加剧我们对失败的恐惧，也会加剧我们对失去已经如此接近的东西的恐惧。花点儿时间表达你的感受，这样它们就不会干扰你的进展。

表 7.1 总结的四大生活领域，涵盖了生活中许多带给我们意义和幸福的事物。无论你是重视家庭和人际关系、健康和幸福、工作和学校，还是创意和玩乐，你都知道了生活中对你最重要的领域。你还了解了在这些领域中你最看重的特质。当你发现自己很难开始行动并朝着目标前进时，你可

以用这些重要的事来引导自己。为了迈向更令人满意的生活，我们通常需要做一些看起来困难、乏味或毫无吸引力的事情。请记住，我们做这些事是因为它们会让生活朝着对我们重要的方向前进，这样我们就能待在正确的轨道上。

案例

安托万意识到，在申请研究生之前他还得多上几门课，他为此很沮丧。第一次想放弃的时候，他对自己说，"太难了""我做不到""也许我命中注定无法读研"。但随后他努力提醒自己，他的目标是朝着一个有意义的、目标明确的职业生涯努力，他需要做一些能实现目标的必要的事。他提醒自己，他以前上过很多课，他可以做到，即使这很有挑战性。通过本章介绍的工具，安托万检视了他面临的障碍，并开始朝着对他真正重要的方向努力。

策略：克服目标障碍

当你陷入困境时，这个策略可以帮你重新瞄准核心价值，找到继续前进的动力。回想一个你的目标，并思考以下问题：

- 为什么这个目标很重要？

- 实现这个目标的好处是什么？

- 达成这个目标是否有潜在的代价？

- 在实现目标的道路上自己可能会遇到（或正遇到）哪些障碍？列出你能想到的任何障碍，以及可以帮助你克服这些障碍的解决方案。例如：

障碍	解决方案
我想继续写小说，但下班后我太累了	晚上 10 点上床睡觉，这样我就可以提前 1 小时起床，在早上写作，那时我的精力最充沛
我没有锻炼的动力	询问朋友是否愿意每周和我一起散步两次，这样我就需要对该计划负责了
我感到孤独，但又无法主动和他人接触	给我最亲密的两个朋友发短信，请他们这周每天都和我聊聊天

有没有别的方法可以让你更容易实现目标？例如，在一天中另找时间来完成任务，或者把目标拆解成更小的步骤来完成。（有时，仅仅是一点小小的改变，就能提供一个帮助我们渡过难关的新视角。）

你是否可以通过向他人寻求支持或帮助来实现这个目标？

为什么有效：当我们重新调整目标和目标背后的价值观时，即使我们偏离了轨道，我们也能找到继续朝着目标努力的动力。当我们能够客观地看待障碍时，我们往往会发现一些之前没有想到的解决方案。

本章重点

- 认知行为疗法在治疗抑郁症时强调目标设定，这能帮助你行动起来，制订一些活动计划，这些活动将引导你重新关注给生活带来意义和目标的事情。

- 设定目标并制订实现目标的计划，可以让你以简单且切实可行的步骤改变生活。

- 如果我们的目标符合我们重视的事物，我们就更有可能做出向前迈进的必要改变。

- SMART 目标是具体的、可衡量的、行动导向的、相关的，以及有时间限制的。

- 有时，陷入困境和失去动力是很正常的，但认知行为疗法给了我们重回轨道和克服障碍的工具。

第八章

从现在开始行动

　　本章重点关注让你行动起来的方法，以便你能开始做那些能让你感觉更好、更投入地生活的事情。这并不容易，但这是改善心情、让你重回充实生活的最有效的方法。通常情况下，这需要你采取反向行动，即与抑郁症让你做的事相反的行动（Linehan，1993）。例如，如果抑郁情绪让你远离了朋友和家人，或者是让你赖在床上不去上班，我们会鼓励你试着做与这些行为相反的事情。本章将提供一些策略，帮助你做出承诺并制订行动计划，让你走出抑郁，重回生活。

案例

早上，凯特琳挣扎着从床上爬起来，但似乎没有什么值得起床的事情。她的物理考试成绩不及格，毕业论文开题报告晚交了一周，她还因为觉得自己状态太糟糕而不好意思和朋友联系。她以前喜欢早起去健身房上瑜伽早课或跑步，但现在她开始待在房间里看视频或琢磨那些没有完成的作业。她不回复朋友和家人的短信，因为她知道他们会询问她的近况或试图让她面对所有她想逃避的事情。当被导师推荐来见我时，凯特琳对恢复"正常"已经不抱什么希望了。她出现在我办公室的时候，穿着睡裤和运动衫。她蜷成一团窝在沙发上，大声打了个哈欠，然后把头靠在膝盖上。她轻声地回答我的问题，有些尴尬地承认这是一周以来她第一次离开房间。她说，如果不是宿舍管理员把她叫醒并把她送到我的办公室，她肯定会睡过头。我问她宿管怎么知道要叫醒她，她承认前一天宿管来看她的时候她请宿管帮忙叫她了。我祝贺她得到了自我关怀需要的支持，但她自己并没有意识到，她正在使用的是许多人认为最有效的 CBT 干预手段之一——行为激活。

激活你的生活

    CBT 模型解释了我们的思维、感受和行为是如何助长并延续抑郁症的。虽然许多人强调认知（认知歪曲、消极内在信念、思维错误等）对治疗抑郁症的重要影响，但研究发现，行为激活可能是认知行为疗法治疗抑郁症的极为有效的积极因素（Jacobson et al., 1996）。类似于第四章提及的消极思维的恶性循环，我们做出的行为或在某些情况下我们没有做的，会开启使抑郁症恶化的循环。凯特琳的抑郁症使她感到筋疲力尽，于是她退出社交圈赖在床上，这让她感到更加绝望，并且脱离了原有的生活（见图 8.1）。

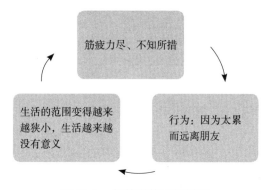

图 8.1　凯特琳的抑郁循环

    行为激活旨在扭转这种恶性循环，引导我们回到更有意义、更有目标的生活中。这与反向行动的概念一样简单，即做与抑郁症让你做的相反之事。例如，当凯特琳感到累了，认为自己没有精力去见朋友时，她试着做相反的事，这会拓宽她的世界，从而让她感觉好一点儿（见图 8.2）。

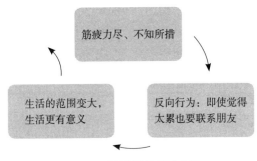

图 8.2　凯特琳的反向行为

我们要练习的技巧之一是行为监控，以使自己更能意识到我们的行为是如何影响感受的。然后，我们要考虑自身的独特情况，以及可能对激励我们改变行为最有帮助的因素。一些人可能会被第七章提及的生活领域和 SMART 原则激励。另一些人可能会发现，在开始行动以摆脱抑郁症时，来自家庭和朋友的社会支持，以及对他们做出承诺会有所帮助。大多数人会发现，为改变行为而制订活动计划并给自己奖励，是扭转抑郁的恶性循环的有益方法。

即使是最小的变化也会给我们的生活带来连锁反应。你想怎样启动行为激活计划？是给朋友打个电话，早上起来先洗个澡，整理床铺（这与改善情绪相关），还是在街区散步？选择一件事，对自己做出承诺，在接下来的 24 小时内努力完成它。请身边的人支持你实现这个目标，并允许他们帮助你完成。从小事做起获取社会支持，是迈向良好情绪的第一步。

案例

一想到要改变行事方式，凯特琳就有点儿不知所措。她目前的选择对她来说合情合理。我让她做的第一件事是记录她白天都在做什么，并在活动评估表（见 141 页）中给她在完成每一项活动时的情绪打分。如果哪项活动会给她带来成就感或愉悦感，我们就在旁边写个 A 或 P。几周后，凯特琳就能利用这本日记来探索哪些活动改善或恶化了她的情绪。我们特别关注标有 A 和 P 的活动，并注意到，当凯特林和朋友们在宿舍公共休息室看电影（标有 P），以及按时交了物理课的家庭作业（标有 A）时，她的情绪明显改善。通过这些项目，我们探索了什么样的活动可能有助于改善她的情绪，并列出了她可以做的娱乐活动。接着，我们制订了一个计划，有意把这些活动安排进她的日程，就像安排其他日常活动，如上课和吃饭一样。这帮助她养成了每天安排令自己愉悦的活动的习惯。

策略：制订令自己愉悦的活动计划

最简单、最有效的行为激活技术之一，就是在你的日常生活中安排有趣和有益的活动。这样我们就可以在想做的愉悦之事与必须做的事之间保持平衡。你可以参考下列活动和练习来规划令自己愉悦的活动，然后将它们安排进自己的生活。这是你和自己的重要约定。

可能的娱乐活动包括：

- 读书
- 看电影
- 和朋友待在一起
- 烹饪美食
- 运动
- 听播客
- 打电话给老朋友
- 烘焙

- 侍弄花草
- 玩电子游戏
- 和家人待在一起
- 散步
- 洗个热水澡
- 帮助别人
- 清理抽屉或壁橱
- 投入爱好或感兴趣之事

- 听音乐
- 写作、画画、缝纫
- 唱歌、跳舞、玩耍
- 写信
- 做按摩
- 练习感恩
- 其他：

- 玩棋盘游戏
- 远足
- 写日记
- 招待朋友
- 和宠物一起玩
- 冥想

练习 1：日常活动日记

在你清醒的时间里，每隔一小时在日记或计划表中记下你正在做的事，并给抑郁情绪打分（0~100，0 表示没有抑郁情绪，100 表示你经历过的最强烈的抑郁情绪）。在能让你产生成就感的活动旁标 A，在能让你产生愉悦感的活动旁标 P。

一天中，在你的情绪尤为糟糕的时候，你在做什么？

哪些活动的抑郁情绪评分更低和 / 或标有 A 或 P？如何在日常生活中安排更多这样的活动呢？

练习 2：活动评估表

想一想现在或过去你觉得有趣的活动。分别评估将这些活动融入生活的难易程度，并思考潜在的障碍。

表8.1 活动评估表

活动	将活动融入日常生活的难度（1 表示完全没有困难，10 表示非常困难）	将活动融入日常生活的潜在障碍
例如：遛狗	7	我会很累，我不想让邻居看到没有洗澡的我
其他活动：		

在接下来的一周里，每天安排一两个娱乐活动。评估每个活动融入生活的难度，然后试着选择难度较低的活动作为开始。当你掌握了窍门后，再选择难度更大的活动。回顾你列出的每一个活动的障碍，并制订计划来将这些障碍的影响降到最低。

为什么有效： 在日常生活中安排一些娱乐活动可以改善情绪，帮助我们去做我们重视的事。

案例

起初，凯特琳不明白，为什么我鼓励她去做那些看起来既困难又令人不适的事。凯特琳追踪了自己的活动和情绪，几周后她注意到，在她早上赖床逃课，以及关注前男友在社交媒体上的动态时，她的情绪尤为低落。我们认为这些都是需要改进或消除的重要部分。凯特琳同意每天早上尽量在同一时间起床以便有时间在上课前淋浴，删除手机上的社交软件，并和朋友们讨论如何鼓励自己多出门。她继续在日常活动日记中追踪自己的活动和情绪，并监测这些变化会如何降低抑郁情绪评分。她从挫折中吸取了教训（远离社交媒体真的很困难！），并被激励着继续在生活中做出改变。

策略：减少或取消让你感觉更糟的活动

利用日常活动日记，判断情绪尤为低落的时间和当时正在进行的活动。

1.这些活动是什么？有什么方法可以减少或取消这些活动？

凯特琳：在社交媒体上监视前男友（情绪评分：50）；

赖床和旷课（情绪评分：40）；

待在家里，不和朋友出去（情绪评分：40）。

2.在接下来的一周里，你需要做些什么来减少或取消这些活动？有没有办法安排其他活动或通过朋友的支持来做出改变？

凯特琳：删除社交软件或修改密码，增加登录的难度；

请宿管来敲门，确保我在去上课前醒来；

让朋友来接我，即使我说我不想出门。

3.你需要做哪些事，来确保这些活动有所减少或被取消？

凯特琳：卸载手机上的社交软件；

和宿管谈论叫醒我的事；

告诉朋友们我在治疗中学到的东西，以及可以让我更频繁地和他们出去的方法。

为什么有效：消减让我们感觉糟糕的活动和行为，是我们能做到的、能积极影响情绪的最简单有效的改变。

案例

在我十几岁的时候，我的母亲参加了一个以戴尔·卡耐基的《人性的弱点》一书为基础的课程。每当我抱怨被学业或工作压得喘不过气来时，她就会说："记住，一次只能吃一口大象。"我觉得这句话很令人费解，但现在我意识到，卡耐基和我母亲说得有道理。这句俗语精准地说明：开始处理看似不可能的任务的唯一方法就是，吃一小口，再吃一小口，然后吃下一口——一次只吃一口。当我在某次治疗中使用这句俗语时，凯特琳咯咯地笑着说她是一个素食主义者。于是我们把这句话改成了"一次只能吃一口西瓜"，后来这句玩笑话贯穿了治疗全程。

策略：任务分解

处理艰巨任务最有效的方法是将其分解为"一次一口"的小任务，这样我们就可以一次解决一项小任务，逐步向大目标迈进。在这个过程中，每前进一小步，我们就能收集到更多积极的、鼓舞人心的证据来对抗抑郁症，获得继续前进的动力。

从你的 SMART 目标中选择一个目标（可以是在第七章的练习中制定的目标，也可以是新的目标），现在，把它分解成更小的任务，思考达到这个目标需要采取的步骤，并为每个步骤设定一个截止日期／时间。把任务写下来通常可以减轻把所有事情都记在脑子里的压力，而标记每一个已完成的步骤可以起到额外的鼓励作用。

例如：

凯特琳的 SMART 目标：写社会学的期末论文，至少提前一天交！

凯特琳的任务清单

- **任务 1**：确定论文主题，通过邮件发送给教授审阅

  完成日期：1 月 24 日

- **任务 2**：去图书馆或上网查找与该主题相关的 4 个文献来源

  完成日期：2 月 7 日

- **任务 3**：阅读文章并做笔记

  完成日期：2 月 25 日

- **任务 4**：写论文提纲，给教授发邮件征求意见

  完成日期：3 月 10 日

- **任务 5**：开始写论文，每个周末至少花 4 小时写论文

  完成日期：4 月 10 日

- **任务 6**：完成初稿，询问助教是否可以看一看并提一些意见

  完成日期：4 月 20 日

- **任务 7**：编辑论文，在截止日期（5 月 5 日）前提交

完成日期：5 月 4 日

为什么有效： 把大目标分解为"一次一口"的小任务，可以帮助我们专注于更容易实现的事情，防止我们因感到不堪重负而放弃。

战胜拖延

我们每个人都会在某些时候拖延。当我们需要执行某些我们认为体验不好或困难的任务时，拖延是一种习惯性反应。我们常常认为拖延是一种性格缺陷，应归咎于缺乏自律和自控力。毫无疑问，这些消极假设往往会让我们感觉更糟，导致更多消极的想法和感受。

对拖延的研究发现，拖延不是自控力差的结果，而是一种对消极情绪的管理。恐惧系统会将社会威胁视为危险而不仅仅是不适，同样，它也会将由轻度至中度的体验不好的任务引起的不适视为危险。拖延是一种逃避式反应，它能在短期内缓解不愉快的任务带来的痛苦，但从长远来看它会导致痛苦加剧。就管理由执行任务带来的负面感受而言，拖延是一种无效的应对策略。

我们在本书中学到的许多技巧都有助于应对拖延。拖延的时候，如果我们留意自己的想法，就会发现我们用来为拖延找借口的"许可思维"。典型的许可思维有：

- "我一会儿就做。"
- "我今天太累了，做不了。"
- "在开始之前，我需要做更多的调查。"
- "这不会花太多时间，我可以等到最后一刻再做。"
- "我现在没有感觉。"

这些想法支持了拖延行为，让我们无法考虑逃避任务的代价。当你注意到这些逃避性想法时，请运用思维挑战技巧，在采取行动之前权衡支持或否定它们的证据。

还记得我们在第五章学习的情绪调节策略（见 89 页）吗？这些策略对应对拖延也很有用。我们可以用缩写 TANS 来记忆这些策略，TANS 代表认知重构、接纳、正常化和自我关怀。让我们来看看如何将这四种应对策略应用于拖延。

认知重构：认知重构使我们能够以其他方式来看待我们正在逃避的任务。如果我们能够后退一步，从情境中抽离出来，思考我们的想法是否准确且有益，我们对该情境的感受很可能就会发生变化。

接纳: 接纳要求我们在大脑中为眼前的任务带来的痛苦情绪腾出空间，这是与逃避相反的行为。面对痛苦的任务，与其把它们从脑海中赶出去或忽视它们，不如允许这些感受存在，让它们告诉我们接下来如何行动。接纳的一种方法是对你正在经历的情绪感到好奇。这项任务是否让你感到恐惧和焦虑，或者无聊和愤慨? 当面对困难或单调的任务时，情绪让我们知道任务对我们而言意味着什么。接纳也能帮助我们认识到，如果允许痛苦顺其自然地存在，那么痛苦的感受很可能会改变，并像暴风雨一样过去，之后我们便能专注于需要面对的任务。

正常化: 正常化对应对拖延给我们带来的痛苦特别有帮助。我们每个人都有拖延的时候，只要你在生活、在工作、在追寻目标，拖延就始终存在。在拖延时承认这一点，对于认为拖延是弱点或性格缺陷的人来说是一种挑战。

自我关怀: 自我关怀让我们从自我批评转向在痛苦时刻对自己充满怜悯。在一项研究中，研究人员发现，那些原谅自己在备考时拖延的学生，在下次备考时拖延的可能性更小 (Wohl, Pychyl, & Bennet, 2010)。原谅自己的拖延似乎可以帮助我们向前迈进，超越挫折。我发现"要进步，不要完美"这一观念在应对拖延症时非常有用。我们永远无法每次都忍住拖延的冲动，但我们可以向前看，而不是踟蹰于挫折。自我关怀让我们自己像一个值得信赖的朋友一样，用不加评判的眼光看待自己和自己的处境。

还有一种可以激励你完成任务的方法，那就是在任务完成后给自己一个奖励。什么会让你有所期待，会给你带来愉悦感？什么会成为你实现目标的动力？这不一定是什么重大奖励，但要对你无害。（例如：如果酗酒是你用来应对抑郁症的方式，用酒来奖励自己可能就不是最好的选择；如果健康饮食是你的目标之一，甜食可能就不是最好的选择。）一些健康的奖励可能包括：玩电子游戏或看电影，周末去有趣的地方玩，在户外而不是在办公桌上吃午饭，享受一次家庭水疗，做按摩，给自己买花，远离手机或电脑一小时，带着你的狗去远足，或者任何其他你喜欢的活动。选择无穷无尽！

案例

凯特琳知道距离提交毕业论文初稿的截止日期只剩一周

了，但她还有两个重要部分没有完成。每一天，她都决定要花几个小时写论文，但她总是会被其他事情分散注意力。随着截止日期的临近，她考虑过退课、推迟毕业，而不是直面这个任务。当我开始对她进行心理疏导时，距离截止日期只有一周了，但她还没有开始做需要完成的工作。我们讨论了拖延为何是一种逃避式反应，以及她怎样才能帮助自己开始完成任务。我们还讨论了社会支持，这也会对她在截止日期前完成任务有所帮助。凯特琳同意把剩下的任务分解成小块，这样她每天都能应付。她还同意给论文指导教师发邮件，告诉老师她的论文进展，以及她正努力赶在截止日期前完成。

策略：拖延应对策略检查

在你拖延或逃避生活中的任务和责任时，请检查并思考以下问题。

认知重构： 对于你正在逃避的任务，你有哪些想法？这些想法准确或有益吗？有没有其他更准确或更有益的看待情境的方式呢？

接纳：接纳任务会带给你带来怎样的体验和情绪？你能在大脑中试着为这些不舒服的情绪腾出空间吗？如果让这种体验顺其自然地存在，随着时间的推移而变化、消逝，那会如何？

正常化：每个人都会拖延和逃避，它们不会让你变弱，也不会让你变坏。这是你独有的经历，还是某些时候可能 / 确实在大多数人身上都会发生？

自我关怀：你是否为拖延而批评或评判自己？如果原谅自己当前的感受和行为，那会怎样？如果你的朋友处在类似的情况下，你会对他说什么？

在当前情境下，哪种策略对你最有帮助？

为什么有效：TANS 策略是一种强大的工具，可以帮助我们摆脱恐惧和阻碍我们实现目标的障碍。

策略：为高效工作做准备

创设一个能减少干扰和诱惑、提升专注力的环境，可以为成功奠定基础。

- 创设一个工作空间，把完成任务所需的所有东西都放在触手可及的地方，这样你就不会因为要起身去找它们而分心。
- 坚持在同一个空间工作，这样你的大脑就会将这个空间与集中注意力和工作联系起来。
- 消除那些会影响工作的干扰因素，比如电话、电子产品、人、噪声、凌乱的桌面等。
- 让与你共处一室的人知道你何时进入工作模式，并要求他们尊重你对工作时间和安静环境的需求。请他们在注意到你因为其他事情而分心时给你提供支持。

为什么有效：拥有一个专门用来完成任务的有条理的空间有助于消除干扰，令你保持专注。我们身处的外在物理空间状态，对我们的内在感受有很大影响。

本章重点

- 我们做出的行为或在某些情况下我们没有做的，会导致使抑郁症恶化的循环产生。

- 研究发现，行为激活是用认知行为疗法治疗抑郁症的极为有效的积极因素之一。

- 为改变行为制订娱乐活动计划并给自己奖励，是扭转抑郁症恶性循环的有益方法。

- 最简单、最有效的行为激活技巧之一，就是在你的日常生活中安排有趣和有益的活动。

- 即使是最小的变化也会给我们的生活带来连锁反应。

- 处理艰巨任务的最好的方法是将其分解为"一次一口"的小任务。

- 所有人都会拖延。

- 对拖延的研究发现，拖延不是自控力差的结果，而是一种对消极情绪的管理。

- 认知重构、接纳、正常化和自我关怀是应对拖延的重要策略。

- 创设一个能减少干扰和诱惑、提升专注力的环境，可以为成功奠定基础。

第五部分

继续前行

如果你完成了前文中的练习并开始感觉更好，更专注于生活，你会很容易忽略自己为此付出的艰辛努力。你可能会立刻投入生活，以为抑郁症已经过去了。虽然你绝对值得享受生活，去做那些给你带来目标和意义的事情，但在前行的路途中，把心理健康和幸福放在首要位置也很重要。请根据你现在学到的知识，思考如何将自我照顾和自我关怀融入日常生活。

第九章

善待自己

本书重点关注一些认知行为疗法的策略和概念，它们能有效应对抑郁症，并帮助你继续前行。请学会把善待自己当成生活需要我们承担的责任和琐事之一，这是一种技能，将帮助你持续进步，继续过着充实而有意义的生活。自我照顾和自我关怀不是一回事，但它们彼此关联。自我照顾是指承诺每天审视自己的内在，确保自己拥有维持内在平衡和健康生活所需的条件。当工作、家庭、学业和其他责任在争夺我们的注意力时，我们有时会忘记，关心自己的健康和幸福是满足自身需求和尽到其他责任的重要前提。

案例

格蕾塔确定自己开始感觉好些了，她觉得自己已经准备好重新投入忙碌的生活。她增加了工作班次，希望能弥补因抑郁症而错失的时间。她渴望回到自己热爱的工作中，帮助过去几个月来一直给予她支持的同事。她的孩子们马上就要放暑假了，同时丈夫又开始频繁出差。她决定不让孩子们参加夏令营，因为她之前没有怎么工作，这严重影响了家庭的经济状况。在最初的几个星期里，她很好地兼顾了家庭和工作，但是后来她注意到，自己每天早上又起不来床了。她错过了几次治疗，因为她觉得自己需要利用这段时间去处理一些杂事和家务。为了叠洗好的衣服，以及为第二天做准备，她比平时睡得更晚。最后，当来到我的办公室时，她感到疲惫不堪，对自己无法坚持下去感到失望。我和她一起查看了她目前的日程安排，发现其中很明显缺少一样东西：照顾自己的时间。对格蕾塔来说，安排自我照顾的时间意味着，她能每周锻炼几次、接受治疗、进行睡前阅读和晨间冥想，这些都可以帮助她在开始新的一天之前获得力量。而这四件事的优先级都被她排到了最后。

自我照顾

"自我照顾"这一术语，通常等同于偶尔"款待自己"的自我放纵行为。当我在治疗中提到这个概念时，人们通常认为我是在建议他们安排一次按摩或足疗。虽然我也觉得这些事很美妙，但我说的是另一种自我照顾。自我照顾是一项基本生存技能，而不是偶尔的放纵。我的目标是帮助大家将自我照顾作为日常习惯，在日常生活中保持健康和平衡。有时这意味着做"对我们有益"的事，而不是做"让我们感觉良好"的事。例如，自我照顾可能是在晚上10点关闭视频软件，这样第二天你就能精神焕发地醒来；或者选择在家吃一顿健康的早餐，而不是在工作时吃甜食。自我照顾能让我们做一些为保持健康和活力所需的事，这样我们就有精力去做其他重要的事。

抑郁时，就连早上起床都很困难，所以练习自我照顾似乎也是一件很难的事。但我向你保证，自我照顾的机会是很容易找到的。我喜欢用EASE［锻炼（exercise）、坚持自我（assertiveness）、自我关怀（self-compassion）、饮食（eating）］这个缩略词，它能让大家更好地记住可以实践自我照顾的领域。

当我们开始培养自我照顾的习惯时，从小事做起是很重要的。如果你发现很难照顾自己，那么这时的自我照顾方式就是简单地承认这么做很难，并且不要因此评判自己。要对自己说一些善意的话，抑制批评自己的冲动。你可以打电话向朋友寻求帮助，或者，只是舒服地抚摸你的猫也是一种很好的自我照顾。自我照顾在任何时间、任何地点都可以进行，尤其是在一些个人的碎片时间。

以下是一些自我照顾的例子：

- 在工作日午休时沿街区散步 10 分钟；

- 每周上一节瑜伽课；

- 拒绝一些与你认为重要的事相悖的请求；

- 尽量在工作前的早晨冥想 10 分钟；

- 当你在与所爱之人的谈话中感到不知所措时，暂停一下；

- 拒绝聚会上的第二杯酒；

- 睡眠优先；

- 为你喜欢的事腾出时间；

- 在紧张的会议中，给自己 10 秒"呼吸休息"的时间；

- 减少花在社交媒体上的时间；

● 安排玩乐时间。

自我照顾中最容易被忽视的一个重要方面是睡眠，充足的睡眠是管理情绪和整体健康的有力工具。研究发现，通过改善睡眠可以改善各方各面，从抑郁、焦虑，到糖尿病、心脏病，等等。保证睡眠优先是一种优秀的自我照顾方法。

以下是获得良好睡眠的简要指南：

● 减少打盹儿的时间；

● 下午限制咖啡因的摄入；

● 如果可能，尽量在白天锻炼；

● 在睡前（而不是当你躺在床上的时候）安排一段时间
  反思这一天；

● 时常放松一下；

● 只将床用来睡觉（和做爱）；

● 确保卧室处于黑暗中；

● 卧室里不要放电子产品。

案例

格蕾塔开始意识到，当她忘记做关照健康和幸福所需的事情时，抑郁症症状就会变得更严重。她报了一个瑜伽班，这样她就可以在下班后和周末做瑜伽。她还在丈夫出差的那几周雇用了一个保姆，帮助她照顾孩子们。她问我是否可以重新安排她的治疗时间，她希望在午餐时间进行治疗，这样就不必每周都提前下班。她承诺每天晚上 10 点前上床，这样她就有时间在睡觉前阅读。找到冥想的时间比较困难，因此她决定灵活安排自己的冥想时间。有时她会在工作日的午餐时间在车里冥想，或者比孩子们早 20 分钟起床。以上所有改变都要求格蕾塔把自己的需求放在首位，并为此付出努力。这对她来说是一项新技能，但她注意到，她的生活因此变得更加可控和平衡。

让自己动起来

运动通常被称为跨诊断治疗，因为它几乎与所有身心状况的改善相关。我们知道，增加运动量可以改善心脏病、糖尿病、免疫功能、焦虑、抑郁症和多动症等等。研究清楚地表明，几乎任何类型的运动，只要适量，都能对我们的身心健康和幸福感产生深远的影响。哈佛大学的一项研究发现，对于中度的抑郁症症状，定期锻炼与抗抑郁药物一样有效。然而，抑郁时，我们真的很难动起来！抑郁症的许多症状，包括精神不振、疲劳、绝望等，都会使开始日常锻炼的想法令人望而生畏。研究表明，运动量的小幅增加对情绪有巨大的影响，因此你可以从细微的改变开始。你可以试着绕街区走一圈、在跑步机上跑 5 分钟或在睡前做一些伸展运动。所有这些小事都能让你动起来，改善你的情绪。

选择你喜欢做的事情很重要，这样你就会有动力将其作为日常活动。有些人只喜欢定期做一种运动，而有些人喜欢做各种各样的运动来保持新鲜感。有些人喜欢独自锻炼，而有些人则会受到社会支持的激励，喜欢和朋友一起练瑜伽或和家人散步。下面列出了让自己动起来的不同方式，请选择一些你可以坚持每周做几次的事情。如果你从前没有定期锻炼的习惯，那么每周选 3 天，每天散步 5 分钟就是一个巨大的改变；如果你过去喜欢锻炼，请试着重新做一些你喜欢的活动，看看是否能把它们融入日常生活。

动起来的方法：

- 散步
- 瑜伽
- 和孩子一起玩儿

- 拉伸
- 骑行
- 徒步旅行

- 跑步
- 游泳
- 踢足球
- 冲浪
- 跳绳
- 跳舞
- 园艺

- 遛狗
- 打网球
- 玩滑板
- 走路去上班
- 看运动视频
- 举重

坚持自我

自我照顾时，坚持自我是一项重要的技能。坚持自我是一种表达你的需求、愿望和意见的方式，需要你同时尊重自己与他人的需求和愿望。坚持自我并不意味着有攻击性，有攻击性的人只考虑攻击者自身的需求；坚持自我也不意味着有顺从性，顺从的人只考虑他人的需求。当我们选择把自己放在生活的优先位置上时，有时我们需要对自己关心或想要取悦的人说"不"。这么做能让你将自我照顾融入生活，并坚持下去。

在不涉及自己关心或想要取悦的人的情境中，大多数人都能自然地坚持自我。因此，我们虽然能轻易地克制住自己买太贵的车的冲动，但可能很难拒绝朋友让你在周末帮她照顾孩子的请求。你可能会担心让朋友失望，那些陈旧的消极自动思维和内在信念可能会涌现出来，并试图说服你：如果你说"不"，朋友就不会再喜欢你了。

坚持自我有助于我们在类似的情境中进行沟通，我们可以成为自己的支持者。与其同意做一些你不想做的事，并为此感到不堪重负、充满愤恨，不如告诉朋友，虽然你理解她周末非常忙碌，但你的负担也很重，周末替她照顾孩子的要求不合情理。但是，坚持自我不是灵丹妙药。当我们坚持自我时，我们有时可能会感到失望或沮丧，但没关系。事实上，如果你没有感受到来自他人的阻力，你可能不会坚持自我。

可能帮助你坚持自我的行为包括，想一想影响你的抑郁症的压力源和情境，以及如果你持续进行自我照顾，情况可能会有什么不同。也许你会拒绝加班，或者拒绝购买配偶非常想要的昂贵的房子，因为这会给你带来巨大的经济压力和担忧。以尊重和关心的方式坚持自我，可以让你做出有利于自身健康和幸福的决定。

合理饮食

饮食几乎影响着身体健康的方方面面，它也是情绪健康的重要部分。越来越多的研究，以及被称为"营养精神病学"的新领域的研究发现，健康饮食可以显著降低患抑郁症的风险，并且可以改善抑郁症患者的症状。增加新鲜水果、蔬菜、全谷物、坚果等食物的摄入量，是让你感觉变好的重要举措。如果你已经在进行健康饮食了，请继续保持，但如果你发现你的饮食中包含很多高糖高脂的食物，可以试着补充一些健康食物。

抑郁时，我们有时会渴望吃"安慰食物"来抚慰自己。不幸的是，这些食物往往会让我们感觉更糟。你可能会发现，与你平时偏好的甜甜圈和糕点相比，吃一碗有浆果的全谷物麦片可能会让你感觉更好。或者，在一餐中添加蔬菜而非炸薯条，是更可行的替代方案。你可以专注于补充健康食物，而不是剔除缺乏营养的食物。每天至少吃 5 种水果和蔬菜，这个简单的改变可以对你的身心健康产生巨大的影响！

有利于改善抑郁症症状的营养物质包括维生素 B_{12} 和 B_6、维生素 D 和 $\Omega-3$ 脂肪酸，所以请尽量在饮食中添加这些营养物质含量高的食物（详见表 9.1）。

表9.1　有利食物与不利食物

能改善抑郁症的食物	会加剧抑郁症的食物
水果 蔬菜 全谷物 坚果 种子类食物 低脂牛奶 瘦肉	加工食品 油炸食品 红肉和加工肉类 精制谷物（烘焙食品、白面包等） 高脂食品 精制糖

享受大自然

另一个简单的能改善心情、减轻压力的方法是到户外去享受大自然。研究表明，即使是在大自然中步行一小会儿也能减少抑郁和焦虑情绪。目前，我们还不清楚为什么身处大自然会对我们的情绪产生如此强大的影响，但研究人员认为，自然环境中的美景、阳光和声音会把我们的注意力吸引到外部，并让我们产生平静感、幸福感和联结感。

这并不是要求你必须去荒野中做长途背包旅行，即使只是聆听大自然的声音或看自然环境的图片也能让战斗-逃跑恐惧系统平静下来。腾出时间亲近大自然是自我照顾的好方法。在公园或邻近的街区散步、去海滩，或者只是在你的花园中消磨时间，都可以让你真正受益。你还可以和朋友在公园野餐，参观当地的植物园，在公园的长椅上读书，或者是早晨在户外边喝咖啡边听鸟叫。

自我关怀

自我关怀可能是你要在生活中培养的最重要的技能。人类生来就脆弱且无助，我们要依靠他人的照顾才能成长为自给自足的成年人。我们天生关心他人——子女、家庭成员和社会，然而关心自己的想法却显得自私、任性。这种对自我关怀的反应揭示了我们对自己的偏见。不知何故，我们认为自己不配得到我们如此乐于给予他人的同情和关怀。这似乎非常不公平，且效率低下。如果我们必须等别人来关心和安慰我们，那么在满足自身最基本的需求时，我们就会任由别人摆布！为什么我们要拒绝在困难和痛苦的时刻给予自己关怀呢？

自我照顾和自我关怀能让你在关心和尊重他人需求的同时，为自己的需求争取权益。我们不需要认同只有两种选择的过时范式：自私或无私——如果我们是自私的，我们就只考虑自己的需求；如果我们是无私的，我们就只考虑别人的需求。在这两者之间有一个健康的平衡状态，当我们自信且坚定时，我们可以同时考虑自己和他人的需求。

试着把自我关怀融入自己的日常生活。当你感到沮丧或受伤时，花点儿时间观照一下自己，看看自己是否需要一些鼓励或安慰的话。自我关怀专家克里斯汀·内夫建议，练习自我关怀时，给自己取一个昵称（她称自己为"亲爱的"），把手放在心口上，或者双手握住。你会找到让你感到舒服的东西。最简单的组织自我关怀话语的方法是，想想在同样的情况下，你会对朋友或所爱之人说些什么。有趣的是，安慰朋友对我们来说很容易，而用同样的话来安慰自己就显得非常不自然。

简单的感恩练习也是一种关心自己和改变思维的有力方法。试着每天在日记里写3~5件令你感激的事。经常这样做可以帮助你养成注意生活小事的习惯，给日常生活带来更多的乐趣。

把自我关怀和感恩融入日常生活

- 每天审视一下自己，问问自己："今天过得怎么样？需要什么吗？"
- 留意你看到美丽或令你愉快的事物的时刻，并且暂停一下，享受当下。

- 开始写感恩日记，在每天结束时写下令你感激的事。

- 通过聆听引导语进行自我关怀冥想。

- 当你身边的人表现得很友善或给予你帮助时，对他们说"谢谢"。

- 留意痛苦的时刻，允许自己休息一下，观照一下自己。

案例

格蕾塔发现，当在日常生活中练习自我照顾和自我关怀时，她可以更灵活地应对不可避免的挫折或压力。有一次她的车坏了，她不得不在去上班前叫人把车拖走，但当时她用富有同情心的自我对话和呼吸练习使自己平静下来，而不是手足无措。在等待拖车的时候，她利用这段时间做了一次冥想，并打电话给一个很久没有联系的朋友。

随着时间的推移以及不断练习，格蕾塔越来越擅长为自己以及对她的健康和幸福有益的事情留出时间，比如下班后和朋友聚会、腾出时间锻炼等。虽然事情并不总是顺利的，但她能够意识到自己何时偏离了轨道，并能引导自己重拾能帮助她保持生活和情绪平衡的工具和策略。

本章重点

- 学会将自己放在首要位置是一种技能，这将帮助你维持良好的状态，继续过着充实而有意义的生活。

- 自我照顾是一项基本生存技能，而不是偶尔的放纵。

- 有时，自我照顾意味着做"对我们有益"的事，而不是做"让我们感觉良好"的事。

- 自我照顾在任何时间、任何地点都可以进行，尤其是在一些个人的碎片时间。

- 我喜欢用 EASE［锻炼（exercise）、坚持自我（assertiveness）、自我关怀（self-compassion）、饮食（eating）］这个缩略词，它能让人们更好地记住可以实践自我照顾的领域。

- 对于中度抑郁症而言，定期锻炼与抗抑郁药物一样有效。

- 当你需要把自身的健康置于他人的期望之上时，坚持自我和自身需求是一种为自己争取权益的方法。

- 健康饮食和亲近大自然是改善情绪和整体健康的重要方法。

- 请试着把感恩和自我关怀融入日常生活。

第十章

持之以恒

至此，我们已经了解了本书中的大部分内容。我希望你对抑郁症有了全新的认知，并收获了应对抑郁症的策略。面对这个挑战，真正改变你的思维、感受和行为需要巨大的勇气。你给了自己一份改变生活的宝贵礼物，开始学会照顾自己，对抑郁症给你带来的痛苦抱有同情之心，你真的很棒！既然你已经拥有了继续前行所需的工具，就让我们花点儿时间来想一想，如何继续保持，以及如何规划未来。

案例

胡安用本书来帮助自己理解抑郁症，并学习如何应对抑郁症，以打破抑郁症的恶性循环，开启新生活。他一直为自己的消极思维和情绪感到羞愧，并责怪自己的懦弱和自私。他惊讶地发现，居然有那么多人患有抑郁症。他了解到，消极思维是抑郁症的一种症状，这种症状扭曲了他看待自己、他人和世界的方式。当他开始挑战自己的扭曲思维，并认识到它们并不准确时，他开始考虑以一种不同的方式生活。他不再躲避朋友和家人，并且将冥想和自我照顾融入日常生活。一开始，他很难做到自我关怀，但他发现，他能够开始尝试用对待朋友和家人的那种同情心来对待自己。他的生活开始变得更加可控，他对未来充满了希望。

勇往直前

本书包含大量可以帮助你应对抑郁症，并在遇到挫折时重回正轨的工具和策略。如果我必须选择几个最值得学习并运用到日常生活中的工具和策略，我希望它们是：

- **原谅自己的抑郁症：** 抑郁症不是弱点或性格缺陷，而是一种精神疾病。近 10% 的人都会在一生中的某个时间患上抑郁症，你并不孤单。你能做的有很多，你可以让自己走出抑郁，重新投入你认为重要的事情。

- **你不等同于你的想法**：抑郁症的特征之一，是对自己、他人和世界的消极思维模式。当把这些想法错当成现实时，我们就会感到生活黯淡且令人绝望。注意到自己屈服于这些消极想法的时刻，并选择摆脱或挑战它们，是一项重要的 CBT 技能。

- **采取反向行动**：抑郁症经常会导致我们做一些会恶化我们的感受的事情，如远离朋友和家人，回避可能给我们的生活带来意义的事情。当出现这种情况时，我们可以多加留意，并尝试主动做出相反的回应。

- **善待自己**：自我关怀能让你像对待朋友和家人那样照顾自己。不要拒绝你对自己的关爱和同情。每天练习自我关怀，直到它成为你的第二天性。

- **练习自我照顾**：做那些能让你感觉更好，以及对你而言重要的事情。为锻炼、兴趣爱好、冥想和玩乐腾出时间，对于管理情绪和投入地生活至关重要。

- **学会求助**：社会孤立是抑郁症的标志性症状。当你注意到自己变得孤立或回避社交时，请记住一个简单的理念：如果有疑虑，向朋友和家人寻求支持。

- **活在当下**：本书中的正念技巧要求你活在当下，不带任何评判。活在当下可以让我们避免过度反思过去或担忧未来。在日常生活中练习正念会让你沉浸在每一刻的所做、所见、所感中。

- **呼吸**：活在当下最简单的方法就是把我们的注意力转移到呼吸上。这是采取必要的暂停的第一步，这样我们就可以做出主动回应，而不是对想法和感受做出被动反应。我们在任何时间、任何环境下都可以这样做。只要暂停一下，注意你的吸气和呼气，在那几秒，你就沉浸在当下。试着将这种做法贯穿每天的生活，看看自己是否能注意到任何变化。

坚持到底

我经常在与病人的最后几次治疗中编制一份"精选清单"，我和病人会一起列出对他们特别有用的策略、理念、隐喻和见解。当他们遇到新的挑战或挫折时，这份清单可以作为一种持续的提醒和备忘录。格蕾塔发现以下理念和见解对她最有帮助：

格蕾塔的精选清单

1. 不要相信你认定的一切。

2. 认知歪曲是助长抑郁症的沃土。

3. 注意灾难化思维和"全或无"思维。

4. 我真的读不懂别人的心思！不要相信我认为的别人的想法。

5. 留意"应该做某事"的想法，然后将其转变为"可以做某事"。

6. 在晚上写日记和感恩清单真的很有帮助。

7. "我是个糟糕的母亲"——当出现这种想法时，我就进入了消极模式。

8. 保持进步，无须完美。

9. 当陷入灾难化思维时，使用"识别你的消极自动思维"策略。

10. 我不需要事事都做对，无须以此证明自己的价值或可爱之处。

11. 我可以优先考虑自我照顾，进行锻炼、冥想、放松。

12. 消极情绪很难承受，但我能忍受。

13. 不适和危险是有区别的。

14. 感受很复杂，不只有好坏之分。

15. STOP 技巧在我感到非常抑郁的时候很有用。

16. 有时候我真的可以忍受无知。

17. 记得对自己好一点。

18. 呼吸练习很有帮助!

19. 坚持自我和自我照顾对我来说真的很重要!

你的精选清单上有什么? 回顾本书以及你的笔记和练习,列出你从书中学到的想法、技能、策略和见解。

需要注意的迹象和信号

在抑郁症的疗愈过程中,病情反复是正常的。生活总是会带来新的挑战、变动和压力,这些可能会导致我们重拾旧的、不好的应对策略。同时,这也是增强技能的机会,可以帮助你树立应对生活挑战的信心。

下面列出了一些你在前行时需要注意的事项,你也可以补充一些你能预料到的事。

□ 易怒或愤怒的感觉增强

□ 自残或自杀的意念

□ 沉湎于消极思维和感受

□ 自我孤立或回避社交

□ 感到失去联结或与世隔绝

□ 用成瘾物质、食物、电视或社交媒体麻痹自己

□ 推迟自我照顾的活动

□ 面对新的生活挑战不知所措

□ 一周中总有几天起不来床

□ 总会连续几天睡不够或睡不好

□ 食欲变化（增加或减少）

如果你注意到了这些迹象，一定要好好审视自己，看看是什么让你的生活失去了平衡。在寻找导致挫折的原因时，你可以使用第二章的抑郁问卷，连续几周监测自己的症状。这也是一个咨询医生或看专业治疗师的好时机。如果你有自残或自杀的想法，一定要联系医生，去最近的急诊室，或拨打正规自杀干预机构的咨询电话。

案例

安托万在阅读了本书并练习了书中的策略后，开始感觉有所好转，并在工作中重拾了信心。他把对自己特别有帮助的事情列了一份清单，并计划每周核对一次。尽管如此，他

仍然觉得他可能需要更多的支持来应对抑郁症。他找到一位CBT治疗师，继续抑郁症的治疗。他的治疗师很高兴他已经对CBT有所了解，他们在此基础上进行了拓展。他真的很喜欢和治疗师一起工作带来的责任感，也很喜欢通过完成家庭作业来应用他学到的技能。最后，他只在需要"温故而知新"或面临新挑战时偶尔去见治疗师。

我还能去哪里寻求帮助

阅读本书是管理抑郁症的多种方法之一，但利用其他资源也能让你受益，比如见治疗师，加入支持性团体，阅读自我照顾和情绪管理的相关资料。社交孤立会加重抑郁症，因此从专业人士、朋友和家人那里寻求帮助和支持至关重要。学会管理情绪、充实地生活是人们一生的追求。你已经拿起这本书并读到了最后一章，这表明你有动力去寻找所需的资源，让自己感觉更好，并继续前行。

与治疗师合作

继续应对抑郁症的方法之一是找一位专业的CBT治疗师。我建议你在选择治疗师之前先咨询一下，和其他医生谈谈也会有所帮助，他们可能知道当地的 CBT 治疗师。花时间和一些治疗师交谈，了解他们的受训情况，这将确保你找到适合自己的 CBT 治疗师。

你需要向治疗师咨询的重要问题有：

1. 你是否接受过用认知行为疗法治疗抑郁症的培训？

理想情况下，你的治疗师应该接受过经过认证的专业培训，并拥有咨询或心理学学位。

2. 治疗面谈一般如何进行？

CBT 通常采用更加结构化和目标导向的疗法，你和治疗师会共同制订治疗计划。

3. 治疗时长及频率如何？

一次治疗一般为 50 分钟，你可能需每周见治疗师一次。

4. 典型的认知行为疗法的疗程多长？

CBT 并不是一种长期疗法。我经常告诉病人，我的目标是帮助他们成为自己的治疗师。根据治疗计划，一个典型的 CBT 疗程包括 16~24 次面谈。人们通常会回来接受巩固性治疗或为应对新挑战而再次接受治疗。

5. 疗程中有家庭作业或活动吗？

CBT 治疗过程中一般会包含家庭作业和对所学理念的应用。最重要的工作实际上都在治疗室之外进行。

6. 我们如何知道治疗是否有效？

大多数 CBT 治疗师会使用一些标准化问卷（如第二章中的抑郁问卷）来评估患者的抑郁症症状，这让你得以监测症状的改善和反复。

团体支持

另一种继续用 CBT 治疗抑郁症的方法是加入一个针对抑郁症的 CBT 支持团体。加入这种团体通常是一种更平价的选择，可以让你与其他也在学习应对抑郁症的人互动。你可以查找所在地区的支持团体。如果你无法在当地找到这种团体，你也可以加入一些在线支持团体。

本章重点

- 花时间思考维持进展和规划未来的策略非常重要。请列出对你特别有用的策略、理念和见解，当遇到新的挑战或挫折时，你可以参考这份清单。

- 在抑郁症疗愈的过程中，病情反复是正常的。生活总是会带来新的挑战、变动和压力，这些可能会导致我们重拾旧的、不好的应对策略。

- 如果你注意到了任何抑郁症复发的迹象或症状，想一想是什么让你的生活失去了平衡，你是否需要额外的支持。

- 可以考虑找一位治疗师或加入支持团体，来继续培养应对抑郁症的 CBT 技能。

- 如果你有自残或自杀的意念，一定要联系医生，去最近的急诊室，或咨询正规自杀干预机构。

附录

思维记录

情境	描述发生了什么——有谁在，你在做什么，在哪里发生，什么时候发生，为什么发生
思维	描述在该情境中，你脑海中浮现的想法、画面或记忆
感受	你有什么感受？如有需要可查阅第 88 页的清单
思维错误	你有第 40~41 页中列出的常见思维错误吗？
替代思维	有其他看待该情境的替代性方式吗？
结果	这会改变你在该情境下的想法或行为吗？

致　谢

　　在此我要感谢很多人，他们为这本书做出了重大贡献。感谢我无比亲爱和有耐心的丈夫奥利弗，我在新冠肺炎疫情期间写这本书时，他给予我巨大的支持。我还要感谢我两个可爱的女儿——西蒙娜和卡佳，她们每天都给我带来无限的灵感。

　　我从旧金山湾区认知治疗中心的伙伴那里得到的专业和临床支持，再怎么强调也不为过。我很感激能受教于旧金山湾区成立最久的认知治疗中心，该中心成立于1995年。特别感谢迈克尔·汤普金斯，他给了我如此多的鼓励和支持。我还要感谢中心的其他伙伴：约翰·戴维森、丹妮拉·欧文、乔纳森·巴尔金，以及埃米莉·伯纳。

我非常感谢艾莉森·哈维博士以及金熊睡眠和情绪研究诊所的工作人员，在那里我接受了针对抑郁症和失眠的认知行为治疗的卓越培训和督导。特别感谢史蒂文·霍伦博士的出色督导和支持。

最后，我想感谢多年来找我治疗的所有来访者。我很珍惜愿意和我一起工作、以深远的方式改善自己生活的人，你们给我带来了知识和灵感。正是因为你们，我才热爱我的工作，才想写这本书。谢谢你们！

参考文献

第一章

American Psychiatric Association. *Diagnostic and Statistical Manual of Mental Disorders*. 5th ed. Arlington, VA: American Psychiatric Association, 2013.

Beck, Aaron T. *Cognitive Therapy of Depression*. New York: Guilford Press, 1979.

Beck Institute for Cognitive Behavior Therapy. "What Is Cognitive Behavioral Therapy (CBT)?" Beck Institute. Accessed May 16, 2015. BeckInstitute.org/get-informed/what-is-cognitive-therapy.

Beck, Judith S. *Cognitive Behavior Therapy: Basics and Beyond*. 2nd ed. New York: Guilford Press, 2011.

Dobson, Keith S. "Cognitive Therapy for Depression." In *Adapting Cognitive Therapy for Depression: Managing Complexity and Comorbidity*, edited by Mark A. Whisman, 3–35. New York: Guilford Press, 2008.

Driessen, Ellen, and Steven D. Hollon. "Cognitive Behavioral Therapy for Mood Disorders: Efficacy, Moderators and Mediators." *Psychiatric Clinics of North America* 33, no. 3 (September 2010): 537–55. doi.org/10.1016/j.psc.2010.04.005.

Greenberg, Paul E., Andree-Anne Fournier, Tammy Sisitsky, Crystal T. Pike, and

Ronald C. Kessler. "The Economic Burden of Adults with Major Depressive Disorder in the United States (2005 and 2010)." *Journal of Clinical Psychiatry* 76, no. 2 (February 2015): 155–62. doi.org/10.4088/JCP.14m09298.

Hayes, Steven C., Michael E. Levin, Jennifer Plumb-Vilardaga, Jennifer L. Villatte, and Jacqueline Pistorello. "Acceptance and Commitment Therapy and Contextual Behavioral Science: Examining the Progress of a Distinctive Model of Behavioral and Cognitive Therapy." *Behavior Therapy* 44, no. 2 (June 2013): 180–98. doi. org/10.1016/j.beth.2009.08.002.

Hofmann, Steven. G., Any Asnaani, Imke J. J. Vonk, Alice T. Sawyer, and Angela Fang. "The Efficacy of Cognitive Behavioral Therapy: A Review of Meta-analyses." *Cognitive Therapy and Research* 36, no. 5 (October 2012): 427–40. doi.org/10.1007/s10608-012-9476-1.

Hollon, Steven D., Robert J. Derubeis, Jan Fawcett, Jay D. Amsterdam, Richard C. Shelton, John Zajecka, Paula R. Young, and Robert Gallop. "Effect of Cognitive Therapy with Antidepressant Medications vs Antidepressants Alone on the Rate of Recovery in Major Depressive Disorder." *JAMA Psychiatry* 71, no. 10 (October 2014): 1157–64. doi.org/10.1001/jamapsychiatry.2014.1054.

Kessler, Ronald C., Wai Tat Chiu, Olga Demler, and Ellen E. Walters. "Prevalence, Severity, and Comorbidity of Twelve-Month DSM-IV Disorders in the National Comorbidity Survey Replication (NCS-R)." *Archives of General Psychiatry* 62, no. 6 (June 2005): 617–27. doi.org/10.1001/archpsyc.62.6.617.

Mennin, Douglas S., Kristen K. Ellard, David M. Fresco, and James J. Gross. "United We Stand: Emphasizing Commonalities Across Cognitive-Behavioral Therapies." *Behavior Therapy* 44, no. 2 (March 2013): 234–48. doi.org/10.1016/ j.beth.2013.02.004.

National Center for PTSD. "PTSD Basics." U.S. Department of Veterans Affairs. Updated June 8, 2020. www.PTSD.va.gov/understand/what/ptsd_basics.asp.

National Institute of Mental Health. "Bipolar Disorder." National Institutes of Health. Last modified November 2017. NIMH.NIH.gov/health/statistics/prevalence/ bipolar-disorder-among-adults.shtml.

National Institute of Mental Health. "Major Depression." National Institutes of

Health. Last modified February 2019. NIMH.NIH.gov/health/statistics/prevalence/
major-depression-among-adults.shtml.

WISQARS™—Web-based Injury Statistics Query and Reporting System (data
years 2011, 2013). Centers for Disease Control and Prevention. CDC.gov/injury/
wisqars/index.html.

World Health Organization. "Depression." Last modified February 2017. WHO.int/
news-room/fact-sheets/detail/depression.

World Health Organization. *The Global Burden of Disease: 2004 Update.*
Geneva, Switzerland: WHO Press, 2008. WHO.int/healthinfo/global_burden_
disease/2004_report_update/en.

第三章

Beck, Aaron T. *Cognitive Therapy and the Emotional Disorders.* New York:
International Universities Press, 1976.

Beck, Aaron T. *Depression: Clinical, Experimental, and Theoretical Aspects.* New
York: Harper & Row, 1967.

Beck, Aaron T. "The Current State of Cognitive Therapy: A 40-Year Retrospective."
Archives of General Psychiatry 62 (2005): 953–9.

Beck, Judith S. *Cognitive Behavior Therapy: Basics and Beyond.* 2nd ed. New York:
Guilford Press, 2011.

Blackledge, John T. *Cognitive Defusion in Practice: A Clinician's Guide to Assessing,
Observing, and Supporting Change in Your Client.* Oakland, CA: Context
Press, 2015.

Burns, David D. *Feeling Good: The New Mood Therapy.* New York: Penguin
Books, 1981.

David, Daniel, Ioana Cristea, and Stefan G. Hofmann. "Why Cognitive Behavioral
Therapy Is the Current Gold Standard of Psychotherapy." *Frontiers in Psychiatry* 9,
no. 4 (January 2018). doi.org/10.3389/fpsyt.2018.00004.

Dobson, Keith S. "Cognitive Therapy for Depression." In *Adapting Cognitive Therapy for Depression: Managing Complexity and Comorbidity*, edited by Mark A. Whisman, 3–35. New York: Guilford Press, 2008.

Linehan, Marsha M. *DBT Skills Training Manual*. 2nd ed. New York: Guilford Press, 2014.

Oswald, Margit E. and Stefan Grosjean. "Confirmation Bias." In *Cognitive Illusions: A Handbook on Fallacies and Biases in Thinking, Judgement and Memory*, edited by Rüdiger F. Polh, 79–96. Hove, UK: Psychology Press, 2004.

Somov, Pavel G. *Present Perfect: A Mindfulness Approach to Letting Go of Perfectionism and the Need for Control*. Oakland, CA: New Harbinger Publications, 2010.

第四章

Greenberger, Dennis, and Christine A. Padesky. *Mind Over Mood: A Cognitive Therapy Treatment Manual for Clients*. New York: Guilford Press, 1995.

第五章

Drucker, Peter F. *The Practice of Management*. New York: Harper & Row, 1954.

Drummond, Tom. *Vocabulary of Emotions/Feelings*. Handout, n.d. TomDrummond.com/leading-and-caring-for-children/emotion-vocabulary.

Prinz, Jesse. "Which Emotions Are Basic?" In *Emotion, Evolution, and Rationality*, edited by Dylan Evans and Pierre Cruse, 69–88. Oxford: Oxford University Press, 2004.

Storm, Christine, and Tom Storm. "A Taxonomic Study of the Vocabulary of Emotions." *Journal of Personality and Social Psychology* 53, no. 4

(October 1987): 805–16. doi.org/10.1037/0022-3514.53.4.805.

第六章

Hayes, Steven C., Kirk D. Strosahl, and Kelly G. Wilson. *Acceptance and Commitment Therapy: An Experiential Approach to Behavior Change.* New York: Guilford Press, 1999.

John, Oliver P. and James J. Gross. "Healthy and Unhealthy Emotion Regulation: Personality Processes, Individual Differences, and Life Span Development." *Journal of Personality* 72: 1301–1334 (December 2004). doi.org/10.1111/ j.1467-6494.2004.00298.x.

Kuyken, Willem, Ed Watkins, Emily Holden, Kat White, Rod S. Taylor, Sarah Byford, Alison Evans, Sholto Radford, John D. Teasdale, and Tim Dalgleish. "How Does Mindfulness-Based Cognitive Therapy Work?" *Behaviour Research and Therapy* 48, no. 11 (November 2010): 1105–12. doi.org/10.1016/ j.brat.2010.08.003.

Remen, Rachel Naomi. *My Grandfather's Blessings: Stories of Strength, Refuge, and Belonging.* New York: Riverhead Books, 2001.

Weil, Andrew. *Health and Healing.* New York: Houghton Mifflin Harcourt, 1995.

第七章

Hayes, Steven C., Jason B. Luoma, Frank W. Bond, Akihiko Masuda, and Jason Lillis. "Acceptance and Commitment Therapy: Model, Processes and Outcomes." *Behaviour Research and Therapy* 44: 1–25 (January 2006). doi.org/10.1016/ j.brat.2005.06.006.

Plumb, Jennifer C., Ian Stewart, Joanne Dahl, and Tobias Lundgren. "In Search of Meaning: Values in Modern Clinical Behavior Analysis." *The Behavior Analyst* 32, no. 1 (March 2009): 85–103. doi.org/10.1007/bf 03392177.

第八章

Kuyken, Willem, Ed Watkins, Emily Holden, Kat White, Rod S. Taylor, Sarah Byford, Alison Evans, Sholto Radford, John D. Teasdale, and Tim Dalgleish. "How Does Mindfulness-Based Cognitive Therapy Work?" *Behaviour Research and Therapy* 48, no. 11 (November 2010): 1105–12. doi.org/10.1016/j.brat.2010.08.003.

Linehan, Marsha M. *Cognitive-Behavioral Therapy of Borderline Personality Disorder*. New York: Guilford Press, 1993.

Wohl, Michael J. A., Timothy A. Pychyl, and Shannon H. Bennett. "I Forgive Myself, Now I Can Study: How Self-Forgiveness for Procrastinating Can Reduce Future Procrastination." *Personality and Individual Differences* 48, no. 7 (May 2010): 803–8. doi.org/10.1016/j.paid.2010.01.029.

第九章

Miller, Michael Craig. "Is Exercise a Good Treatment for Depression?" *Harvard Mental Health Letter*, June 2003.

Murri, Martino Belvederi, Panteleimon Ekkekakis, Marco Magagnoli, Domenico Zampogna, Simone Cattedra, Laura Capobianco, Gianluca Serafini, Pietro Calcagno, Stamatula Zanetidou, and Mario Amore. "Physical Exercise in Major Depression: Reducing the Mortality Gap While Improving Clinical Outcomes." *Frontiers in Psychiatry* 9 (January 2019). doi.org/10.3389/fpsyt.2018.00762.